Abdulrahim Salih Ibrahim Osman

Avaliação da atividade antimicrobiana

Abdulrahim Salih Ibrahim Osman

Avaliação da atividade antimicrobiana

de plantas medicinais sudanesas selecionadas

ScienciaScripts

Imprint

Any brand names and product names mentioned in this book are subject to trademark, brand or patent protection and are trademarks or registered trademarks of their respective holders. The use of brand names, product names, common names, trade names, product descriptions etc. even without a particular marking in this work is in no way to be construed to mean that such names may be regarded as unrestricted in respect of trademark and brand protection legislation and could thus be used by anyone.

Cover image: www.ingimage.com

This book is a translation from the original published under ISBN 978-620-8-22425-7.

Publisher:
Sciencia Scripts
is a trademark of
Dodo Books Indian Ocean Ltd. and OmniScriptum S.R.L publishing group

120 High Road, East Finchley, London, N2 9ED, United Kingdom
Str. Armeneasca 28/1, office 1, Chisinau MD-2012, Republic of Moldova, Europe
Printed at: see last page
ISBN: 978-620-5-63063-1

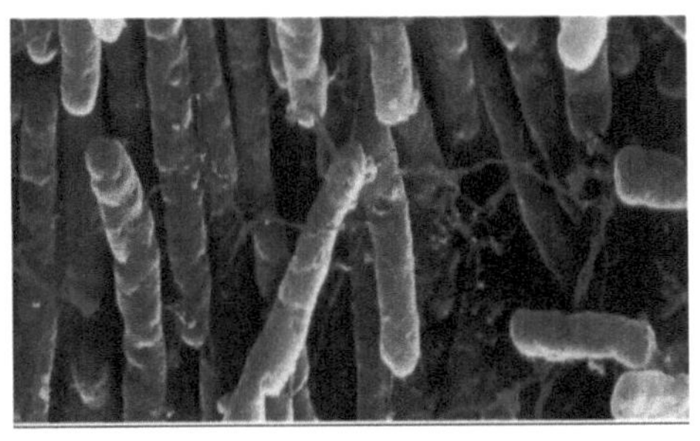

ABDULRAHIM SALIH IBRAHIM OSMAN

AVALIAÇÃO DA ACTIVIDADE ANTIMICROBIANA DE PLANTAS MEDICINAIS SELECCIONADAS DO SUDANÊS

ACTIVIDADES ANTIMICROBIANAS DE CINNAMOMUM ZEYLANICUM

E

ZIGIBER OFFICINALE CONTRA STAPHYLOCOCCUS AUREUS

PREFÁCIO

Este é um livro de texto conciso que tem como objetivo realçar o significado medicinal das plantas sudanesas. Não abrange todos os aspectos, mas restringe-se a duas plantas medicinais, por exemplo Cinammomum zeylanicum e zingiber officinale como modelo de medicamento tradicional utilizável. Abrange também a doença infecciosa causada por staphylococcus aureus, como a infeção nocosomial, que pode ser tratada com as plantas acima mencionadas.

Esta nova edição apresenta informações actuais destinadas a apelar aos estudantes e investigadores sobre as plantas medicinais do Sudão, país rico em plantas medicinais no continente africano.

RECONHECIMENTOS

Em primeiro lugar, a minha gratidão a ALLAH por me ter ajudado a concluir corretamente este trabalho.

Os meus agradecimentos devem ser extensivos ao Dr. Alnaiem Alagieb Mubarak, professor assistente na Universidade Internacional de África, Departamento de Microbiologia, pela sua inestimável orientação, apoio e sugestão. Estou em dívida para com a editora, Sra. Cristina Sevcenco, que me ajudou e orientou na publicação deste livro.

Dedico este livro ao meu pai e à minha mãe, que me incutiram o amor pela erudição, a alegria de ensinar e o valor de ser organizado.

ÍNDICE DE CONTEÚDOS

CAPÍTULO UM

INTRODUÇÃO

1.1. Introdução:

O estafilococo auras é também conhecido como "estafilococo dourado" ou "orostafria" e é um cocos anaeróbio facultativo positivo. É uma bactéria frequentemente encontrada como parte da flora normal e da pele e passagem nasal. (Raui etal;2018)

O S. aureus pertence à família das microcáceas e causa uma vasta gama de infecções, desde infecções da pele, feridas e tecidos profundos até condições que põem a vida em risco, como pneumonia, endocardite, artrite séptica e septicemia. Esta bactéria é uma das espécies mais comuns em nenhuma infeção consomial, além disso, s. aureus também pode causar intoxicação alimentar, síndrome da pele escaldada e síndrome do choque tóxico lançar a produção de diferentes toxinas. (Anju etal; 2019).

Relatórios clínicos recentes sugerem que a maioria dos microrganismos estava a desenvolver resistência a muitos dos antibióticos habitualmente utilizados devido a um protocolo inadequado de prescrição de antibióticos. (Aju etal ;2019)

A resistência resultou na diminuição do número de agentes antimicrobianos totalmente activos disponíveis para tratar a infeção causada por bactérias multirresistentes (MDR) Os médicos de cuidados intensivos consideram as bactérias resistentes aos antibióticos um problema significativo ou importante no tratamento dos doentes. (Ashwin etal; 2018)

Um número de com propriedades medicinais foi e investigado quanto à sua eficácia. De acordo com a Organização Mundial de Saúde (OMS), cerca de 80% da população mundial depende de remédios à base de plantas. (Ahmed etal; 2011) Um grande número de plantas medicinais tem sido reconhecido como recursos valiosos de componentes naturais. As plantas são uma fonte rica de metabolitos secundários bioactivos de uma grande variedade, tais como taninos, terpenóides, alcalóides e flavonóides, têm propriedades antibacterianas invitro.

O extrato de plantas medicinais oferece um potencial considerável para o desenvolvimento de um novo agente eficaz contra as infecções atualmente defeituosas para o tratamento de remédios à base de plantas.

Existem cerca de 3 milhões de plantas de especiarias no mundo, entre as quais algumas são consumíveis e algumas têm grande valor medicinal e antibacteriano (shwin etal; 2018). As especiarias à base de plantas, sendo uma fonte promissora de fenóis, flavonóides, tiocianinas e carotenóides, são geralmente utilizadas para conferir sabor e aumentar o prazo de validade dos pratos e dos produtos alimentares transformados. As especiarias à base de plantas são consideradas seguras e eficazes contra certos alimentos, ocupam um lugar de destaque nas práticas culinárias tradicionais e são parte indispensável da dieta diária de milhões de pessoas em todo o mundo, tendo publicados vários relatórios sobre o efeito antibacteriano das especiarias em bactérias patogénicas, incluindo a E.coli 0157.(Hero etal;2014).

1.2. O objetivo do estudo:

- Avaliar a atividade antimicrobiana de algumas especiarias contra Staph aureus.

- Avaliar a forte atividade antimicrobiana alcançada pelo gengibre e pela canela.

- Avaliar diferentes extractos de solventes para descobrir as concentrações mínimas de inibição (CIM) e as concentrações bactericidas mínimas para a bactéria estafilococos

- Isolamento e identificação de bactérias estafilocócicas

CAPÍTULO DOIS

REVISÃO DA LITERATURA

2.1. Fundo

As especiarias e as plantas medicinais desempenharam um papel importante devido à sua utilização crescente como matéria-prima na produção agronómica, nas indústrias farmacêutica e farmacêutica e na vida quotidiana. O gengibre, o rizoma de zingiber officinale, espécie da família do gengibre (zingiberaceae), tem uma longa história de utilização medicinal há mais de 2500 anos, sendo uma das plantas medicinais mais versáteis, com um vasto espetro de atividade biológica e um intensificador de sabor comum a vários alimentos e bebidas. As propriedades medicinais do gengibre devem-se à presença de gingerol e paradol, shogaol... etc. Atualmente, há um interesse renovado no gengibre e várias investigações científicas que visam o isolamento, a identificação de constituintes activos, a verificação científica das suas acções farmacológicas para o tratamento de várias doenças e condições. Este é utilizado como antidiabético, antioxidante, antiflamatório, hepatoprotector, antimicrobiano e em vários tipos de doenças. O objetivo desta revisão é fornecer uma visão geral sobre os principais aspectos relacionados com a farmacologia, a atividade fitoquímica farmacológica de z. officinale. (Radha etal., 2019). É uma planta importante com vários valores medicinais e nutricionais utilizados na Ásia e na China. O gengibre e os seus compostos gerais, tais como fe, mg, ca, vitamina c, flavonóides, fenólicos, compostos s (gingerol, gingerdiol, gingerdione e shogaols) Sesquiterpenos, paradóis, têm sido utilizados há muito tempo como medicamentos à base de plantas para tratar vários sintomas, incluindo vómitos, dor, sintomas de constipação e demonstrou ter atividade anti-inflamatória, anti-apoptótica, anti-tumoral, antipirética, anti-plaquetária, anti-tumoutigénica, anti-hipergirética, anti-diabética, anti-coagulação, anti-oxidante, analgésica, propriedades, anti-hiperglicémica, citotóxica cardiotónica. Tem sido amplamente utilizado para artrite, cãibras, entorse, dor de garganta, reumatismo, dores musculares, vómitos, obstipação, indigestão, hipertenção, demência, febre e doenças infecciosas. As folhas de gengibre também têm sido utilizadas para aromatizar alimentos e na medicina tradicional asiática, especialmente na China. O gengibre também é utilizado como agente aromatizante de alimentos em , como especiarias em produtos de panificação, em produtos de confeitaria, em pickles, em molhos e como conservantes. O gengibre está disponível em três formas: raiz de gengibre fresca, gengibre em conserva e gengibre seco. As actividades farmacológicas do gengibre foram atribuídas principalmente aos seus fitocompostos activos 6- gingerol, 6shogaol, zingerona, além de outros compostos fenólicos e flavonóides. Também é utilizado em cerca de metade de todas as receitas de ervas. As plantas medicinais tradicionais são frequentemente mais baratas, disponíveis localmente e facilmente consumíveis em bruto e como preparações medicinais simples. Os resultados obtidos sugerem o potencial do extrato de gengibre como aditivo nas indústrias alimentar e farmacêutica (Mohamed etal., 2019).

2.2. Zanzibar officinale (gengibre)

2.1.1. Classificação taxonómica Tipo:plantae Divisão:Angiospermae

Classe:monocotiledóneas Ordem;Zingiberales Família;Zingiberaceae Género;Zingiber Espécie:Z.officinale

2.2.1. Distribuição de plantas

O gengibre é originário do Sudeste Asiático, predominantemente da Índia, mas atualmente está bem distribuído ou é cultivado na China, no Bangladesh, na Austrália e na Nigéria. (**Fatanioladunnietal.**, 2019).

A planta é cultivada na China, Nepal, EUA, Bangladesh, Taiwan, Jamaica e algumas outras partes do mundo (Gaurav.etal., 2011).

2.2.2. Utilizações etnobotânicas:

O Zingiber officinale ou gengibre comum é uma das plantas medicinais tradicionais que tem sido utilizada há mais de 2000 anos pelos polinésios para tratar a diabetes, a hipertensão arterial, o cancro, a boa forma física e muitas outras doenças (Ujang etal., 2015). O gengibre tem sido usado medicinalmente desde tempos imemoriais, com uso documentado em livros de medicina étnica sans krit, chinesa, grega, árabe e romana. No entanto, no século IX, a Europa reconheceu o uso indígena desta maravilhosa especiaria, e a Inglaterra seguiu o exemplo no século X. O gengibre é utilizado na medicina popular para indigestão, tensão arterial elevada, artrite, infecções intestinais e da garganta, vómitos, náuseas, doenças pulmonares, constipação, dores, inchaço, etc. (15,17,18). Outros usos nutricionais são encontrados em condimentos, cerveja, vinho, etc. (18). (fatai oladunnietal., 2019).

2.2.3. Composição fitoquímica

Rizoma de gengibre fresco "gingerol" "6- , 8- e 1o -gingerol), shogaols(6-,8- e 1o- shogaol). 3-dihidroshogaol, paradóis, derivados acetilados do gingerol, gingediol, derivados mono e di-acetilados do gingerol, gengerdiol, derivados mono e di-acetilados do gingerdiol, 1-dehy drogingerdiones, diaril heptanóides, ingenol e zingerona. O rizoma de gengibre seco contém 3-6% de óleo gordo, 9% de proteínas, 6-7% de hidratos de carbono, 3-8% de fibra bruta, cerca de 8% de cinzas, 9-12% de água e 2-3% de óleo volátil. Óleo volátil: monoterpenóides "B.phellandrene, canfeno, cineol, geraniol, curcumer citral, terfineol, borneol, cineol, geranyl aceytate, limonene, linalool) e sesquiterpenóides, (azingiberene 30- 7o%), B- sesquiphellandrene (15- 2o%), B-bisabolene (1o-15%) a-famesene zingiberol) (Radha singh, kusum singh ..etal; 2019).

2.2.4. Descrição botânica

O gengibre é uma planta herbácea rizomatosa perene, que atinge até 9 cm de altura em cultura. Os rizomas são aromáticos, com lóbulos grossos, de cor amarelada pálida, com folhas simples, alternas, distich0us, estreitas, oblongas e laceoladas. As ervas desenvolvem-se em tufos com vários rebentos laterais, que começam a secar quando a planta amadurece. As folhas são longas, de 2 a 3 cm de comprimento, com a base em forma de bainha, e a lâmina vai-se afinando gradualmente até à sua designação. Inflorescência solitária, com espigas radicais laterais, pedunculadas, oblongas e cilíndricas. As flores são ranas bastante pequenas, cálice superior, gamossépalo, três dentes, aberto dividindo-se de um lado, corola de três segmentos esverdeados conatos oblongos a lanceolados subiguais (kawai, 1994) (Riazur Rehman etal; 2019).

2.2.5. Utilizações medicinais

O gengibre é aromático, carminativo, estimulante do TGI, antiespasmódico, digestivo, estomacal, vasodilatador, aperitivo, expetorante, broncodilatador, estimulante tópico e local, analgésico, antiflatulento, afrodisíaco, digestivo, antitússico, antiflatulento e laxante. Os compostos pungentes do gengibre têm efeitos analgésicos. Foi detectado que o Zingiber officinale tem uma influência ativa sobre as enzimas digestivas da mucosa intestinal e aumenta a atividade da lipase intestinal, das dissacaridases, da sacarase e da maltase. As outras utilizações potenciais incluem o alívio da dor e da inflamação da artrite reumatoide. No sistema de medicina ayurvédica, a casca é utilizada para tratar a rigidez, o inchaço e as dores que resultam de condições reumáticas devido à entrada de frio e humidade no corpo, uma observação concomitante com aqueles que sofrem de sintomas reumáticos que são intensificados pelo mau tempo. É também um excelente ingrediente em fórmulas artríticas para combater problemas estomacais resultantes do uso excessivo de medicamentos prescritos (Kiuchi etal992).

As utilizações medicinais do zingiber officinale incluem o seguinte Anti-úlcera e anticolinérgico

O gengibre actua e protege a mucosa gástrica contra vários agentes ulcerogénicos e é muito útil em casos de ulcerogénese devido às suas propriedades antioxidantes [Dugasani etal; 2010]. Isto tem muitas vantagens e inconvenientes, porque se demonstrou que a prostaglandina tem uma função doméstica e gastroprotectora, mantendo a integridade da mucosa gástrica (Qureshi etal ;1989,Ajith TA etal;2008 ,12). O gengibre apresenta uma forte propriedade antiemética, aumentando a motilidade intestinal e inibindo os receptores de serotonina. Foi relatado que o gengibre estimula os receptores periféricos anti-colinérgicos e anti-histamínicos e antagoniza os receptores de 5-hidroxitriptamina no TGI [Dugasani etal; 2008, Gulls etal; 2012].

Propriedades antioxidantes, anti-inflamatórias e reumatológicas

Foi relatado que o gengibre apresenta um efeito anti-inflamatório através da supressão da síntese de PG e também tem interferência na sinalização de citocinas (Duke JA etal; 1985, UZ E etal; 2009). Vários estudos relataram que o óleo extraído do gengibre tinha efeitos de eliminação devido a óleos voláteis (KumarA etal; 2015). O gengibre é um poderoso agente antineoplásico. Em alguns estudos, os extractos de gengibre suprimiram as proliferações celulares e também actuaram contra a resistência das células cancerosas (Nasrietal; 2013).O gengibre é conhecido por exibir uma poderosa atividade antioxidante devido ao seu óleo que tem efeito protetor sobre o ADN. Este efeito foi demonstrado em algumas culturas de células (Chaiyakunapruk etal ;2006).O gengibre tem um efeito preventivo sobre os lípidos por oxidação e também inibe ou quebra a sua cadeia(Vermask etal; 1993). O gengibre modula a via genética, actua na supressão tumoral de genes e modula algumas actividades biológicas (Hask etal; 2012). Foi relatado que os gingeróis e o paradol têm boas propriedades anti-plaquetas e inibidoras da COX-I (Hahng eta; 1997). Também foi relatado que o gengibre exerce os seus efeitos anti-inflamatórios através de mecanismos que explicam o papel da inibição de factores pré-inflamatórios como a prostaglandina e a biossíntese de leucotrienos, que podem reduzir a dor associada à reumatoide e à osteoartrite. Na história, está provado que é utilizado para o tratamento de condições reumáticas (Hahng etal; 1997).

Efeito analgésico

Os gingeróis, que são os principais ingredientes responsáveis pela atividade do gengibre, demonstraram um efeito farmacológico importante. É utilizado para tratar a náusea após a cirurgia e o mesmo foi comprovado em vários ensaios clínicos aleatórios. Este efeito é relatado como sendo observado devido à sua ação no recetor 5-HT3 (Mehdizadeh m etal; 2012), (Ahmed Rs etal; 2008). O gengibre é utilizado para o tratamento da dor de cabeça e também tem um bom efeito na redução dos sintomas de dor. Acredita-se que este efeito se deve à redução da síntese de prostaglandinas. Também foi relatado que o gengibre ajuda a suprimir a biossíntese de leucotrienos através da inibição da 5-lipoxiganse (Nasri , H etal; 2013).

Circulação sanguínea e efeitos anti-cãibras:

Descobriu-se que o gengibre melhora a circulação sanguínea em todo o corpo, estimulando os músculos do coração e diluindo o sangue circulante. Isto melhora o metabolismo celular e ajuda a aliviar certas condições, como cãibras e tensão (Waggas Am etal; 2009). A potente ação anti-inflamatória sobre a síntese de prostaglandinas também ajuda a aliviar as cólicas menstruais (Pecoraro A etal; 1998).

Regulação do colesterol e propriedades hipotensoras: Os extractos de gengibre interferem com a biossíntese do colesterol, levando assim à diminuição dos níveis de colesterol nos animais. Os extractos de gengibre têm efeitos antilipidémicos, reduzindo a termogénese e os níveis elevados de lípidos. Também ajudam a aumentar o colesterol HDL sérico (Kubra IR etal; 2013). O gengibre é muito eficaz na redução do nível de glucose no sangue quando tomado na forma seca. Também diminui o nível de triglicéridos. Foi relatado que o uso a longo prazo ajuda a aumentar as concentrações de colesterol de lipoproteína de alta densidade [,]. Há um estudo que provou o efeito hipotensor do gengibre quando administrado a 0,3-3 mg/kg. Ajuda a reduzir a pressão arterial auricular bloqueando o canal de cálcio ou actuando no recetor muscarínico (Kubra etal ; 2013). Estudos sugeriram que o gengibre pode melhorar a sensibilidade à insulina no corpo. Os elementos minerais contidos no gengibre tornam-no eficaz para este mesmo fim (Lif Naitteranon etal ; 2012).

Efeitos antimicrobianos

Devido à presença de alguns compostos fenólicos, o gengibre tem demonstrado grande atividade antimicrobiana e eficácia no controlo de certas doenças virais, bacterianas e fúngicas. O gengibre é utilizado em muitos países para a conservação de alimentos [Choi YY etal ; 2013]. O gengibre actua como antiparasitário. Alguns estudos relataram o potencial in vivo do extrato metanólico de Zingiber officinale no tratamento da tripanossomíase [Duarte MC etal; 2016, Kumar A etal; 2015, Pecoraroe etal;1998, Lif etal ;2012) Os gingeróis e o gingerdiol são os principais princípios antifúngicos, e o extrato de gengibre em pó é eficaz contra várias doenças antifúngicas (Nasri, H etal; 2013). O gengibre mostrou efeito antiviral; no entanto, é necessária mais literatura publicada para provar essa eficácia (Hask, Moon etal; 2012, ChenBH etal; 2009). O gengibre é relatado como eficaz no tratamento da infeção pelo vírus da hepatite C, onde a depuração viral é afetada (Lantz RC etal; 2007). O gengibre também demonstrou ter um bom efeito antimicrobiano contra bactérias Gram positivas e negativas; no entanto.

2.2.6. Propriedades farmacológicas

1. Efeitos lipídicos

A ingestão oral de extrato de gengibre revelou ter efeitos hipocolesterolémicos, hipolipidémicos e antiateroscleróticos em ratos alimentados com colesterol (Thomson etal; 2002). Verificou-se que a concentração de 6-gigerol era mais elevada no extrato metanólico e menos no extrato de acetato de etilo, pelo que o extrato metanólico de gengibre produz maiores efeitos em comparação com o extrato de acetato de etilo na hiperlipidemia induzida pela frutose associada à resistência à insulina (Kadnuretal; 2005). O potencial hipoglicémico do gengibre em ratos diabéticos induzidos por estrepto-zotocina (STZ) que receberam um extrato aquoso de gengibre cru diariamente (5oomgl kg.i.p) durante um período de 7 semanas, a dose de gengibre cru foi significativamente eficaz na redução dos níveis séricos de glicose, colesterol e triacilglicol no rato diabético tratado com gengibre, em comparação com os ratos diabéticos de controlo (Al-amin etal; 2006).

2. Antioxidante

Os antioxidantes são substâncias químicas que diminuem o stress oxidativo e têm a capacidade de estabilizar os efeitos nocivos dos radicais livres nos tecidos. Cerca de 4o compostos antioxidantes foram expostos no gengibre (Kikuzaki etal ;1996) . Os gingeróis são identificados para afluir o stress oxidativo devido à estimulação da superóxido dismutase, catalase glutationa peroxidase e GSHactions. (Semwal etal ;2015).Eles são embora para defender contra o cancro, arterioscleorsis.

doenças cardíacas e algumas outras doenças (Semwal etal ;2015). Devido a estes produtos químicos, o gengibre demonstrou um papel protetor contra a toxicidade e a letalidade de alguns agentes, como o cloreto de carbono tetra (!Semwaletal ;2015)

O óleo de gengibre pode ser utilizado como eliminador de radicais de oxigénio e pode ser utilizado como antioxidante (Yadav etal ;2016).

3. Efeitos antimicrobianos:

O gengibre e compostos relacionados foram examinados quanto a actividades antimicrobianas - o 10-gingerol foi declarado como inibidor ativo da mycobacterium avium e da my cobacterium tuber closis (Hiserodt etal; 1998).

O gengibre inibe o Aspergilus, fungo identificado pela produção de aflatoxina, um agente cancerígeno (Thomson etal; 2002).

O extrato etanólico de gengibre inibe Aspergillus, Afungus e identificou o extrato etanólico de gengibre que mostrou a mais ampla zona de inibição contra Salmonella typhi (Azu) e também acções inibitórias claras contra Candida albican (Chen IN etal; 2008).

o extrato etanólico das variedades emprit, gagah e gengibre vermelho têm diferentes capacidades para inibir o crescimento de bactérias de origem asiática. O gengibre tem valores de mic contra propioni bacterium sp. 1,staphylococcus sp. E para propioni bacterium sp.2 tanto quanto 1o, e 2o% respetivamente (Indrawati etal;2017) também é eficaz contra agente antifúngico, e antiviral.

O extrato de gengibre e os seus constituintes individuais foram referidos em estudos in vitro como supressores do crescimento de uma variedade de bactérias infecciosas comuns, incluindo Staphylococcus aureus e Listeria monocytogenes. A pasta de gengibre comercial demonstrou atividade antimicrobiana contra Escherichia colio157:H7 em tampão de laboratório e carne de vaca moída. O composto isolado do gengibre, o Gingerol, foi capaz de aumentar a eficácia antimicrobiana dos medicamentos no tratamento de enterococos resistentes aos medicamentos. De considerável interesse é a capacidade relatada dos gingeróis e dos metabolitos fenólicos para inibir o crescimento da Helicobacter pylori e para aumentar a eficácia dos medicamentos dirigidos a esta bactéria, sugerindo uma nova utilização potencial do gengibre no combate à doença gastrointestinal relacionada com a H.Pylori. No que diz respeito à atividade antifúngica, o gengibre foi considerado eficaz em alguns estudos, mas não em todos. No que diz respeito à capacidade do gengibre para suprimir o crescimento de vírus, os relatórios são inconsistentes. Por último, um estudo mostrou que o gengibre possuía atividade antiparasitária in vitro em ovelhas administradas em doses de 1 a 3 g de gengibre por kg de peso corporal (Singletaryetal ; 2010).

4. Efeitos do gengibre nos olhos

Os compostos isolados do gengibre foram analisados quanto às suas actividades inibidoras da aldose redutase no invitro. Os compostos do gengibre inibiram a acumulação de sorbitol nos eritrócitos humanos e a acumulação de galactitol no rato com catarata alimentado com galactose. (Kato Aetal). Um teste in vitro demonstrou que um extrato aquoso de gengibre com dose de o.1 e

1.o mg ml reduziu os produtos de AGE derivados de CMl-KLH e MGE em 5o% -6o%(Saraswat etal ; 2009). nos ratos diabéticos induzidos por STZ, a alimentação com gengibre suprimiu significativamente a formação de diferentes produtos de AGE, incluindo carboximetil-lisina no cristalino . além disso, o desenvolvimento e o início da catarata foram retardados (Saraswat etal ;2010).

5. Efeitos anti-inflamatórios

As raízes de gengibre e os seus componentes podem prevenir a ativação do NF-Kb induzida por uma variedade de produtos de agentes e a regulação negativa dos produtos do gene NF-Kb envolvidos no aumento celular e na angiogénese (Aktanetal; 2006).

O z. officinale seco também mostrou um papel na conquista da expressão de IFN-Y e IL-6 induzidos por lps, que são aumentados na inflamação induzida por lps (Choi YY; 2013). O gengibre suprime a produção de prostaglandinas através da inibição da ciclo-oxigenase 1 e da ciclo-oxigenase -2. Também suprime a biossíntese de leucotrienos através da inibição do gene 5-lipoxi. Estas propriedades farmacológicas diferenciam o gengibre dos AINE (anti-inflamatórios não esteróides). Os inibidores duplos da ciclo-oxigenase e da 5-lipoxigenase têm um melhor perfil terapêutico e têm menos efeitos secundários do que os AINE (Yadavs etal; 2016).

6. Anti-cancro:

O extrato etanólico de gengibre aplicado topicamente na pele de ratos proporcionou um efeito protetor extremamente importante contra o aumento do tumor cutâneo, o que foi relacionado com o inibidor do 12-o-tetradecanoil forobol-13-acetato (TPA), que provoca a estimulação das actividades da ornitina descarboxilase epidérmica, da ciclo-oxigenase e da lipoxigenase (Ktanf etal ; 2006) A utilização atópica de 6-gigerol inibiu a expressão de cox-2 na pele de ratinho estimulada com o promotor tumoral TPA; a inibição da expressão de cox-2 resultou do bloqueio da via de sinalização p38 MAP quinase -NFxB (Kimso etal; 2005). O efeito citotóxico ou citostático facilitado pela apoptose foi encontrado para o 6-gingerol e o 6-paradole em células de leucemia promielocítica humana Hl-6o (LeeE etal; 1998). também para os hepanóides diarílicos e dois shogaóis (Wei G-Y etal; 2005).

2.3. Canela;

A canela é uma planta medicinal pertencente à família das lauraceae. A casca da planta é vulgarmente utilizada como especiaria e agente aromatizante desde a antiguidade. O nome botânico cinnamomum deriva do termo hebraico e árabe amomon, que significa planta de especiarias perfumadas. Em todo o mundo, existem cerca de

250 espécies pertencentes ao género cinnamomum da família lauraceae; no entanto, apenas algumas espécies de canela são cultivadas comercialmente (sangal 2011; vangalapati etal .2012). Entre elas, quatro espécies são mais vulgarmente utilizadas como especiarias, incluindo a canela-cássia, a canela-velha, a canela loureiroi e a canela-burmanni blume (ravindranetal; 2004). A canela tem um imenso potencial aromático é utilizada na indústria alimentar e farmacêutica. A sua folha e casca têm propriedades digestivas, purificadoras do sangue, carminativas adstringentes, estimulantes do aquecimento, anti-sépticas, antibacterianas, antifúngicas e anti-virais e podem ajudar a reduzir o colesterol e os níveis de açúcar no sangue. (sajay kumar S&Reshma.,2019).

2.3.1. Classificação botânica

Domínio:Eukaryota Reino: plantae Filo:spermatophyta Subfilo:Angiospermae Classe:Dicotyiedonae Ordem:Laurales Família:Lauraceae Género:Cinnammum Espécie: cinnamomum verum

(Neha mishra, Rashmi Srivastava '2020).

2.3.2. Distribuição:

Este género foi descrito por Schaeffer, Jacob Christian (H.von)

Schaeffer, no ano de 1760. Cerca de 250 espécies de cinnamomum são encontradas na região tropical e subtropical, frequentemente na Ásia e algumas na América do Sul e Central e na Austrália. (Sanjay etal;2019).

2.3.3. Descrição botânica:

A canela é uma pequena árvore perene que pode crescer até 18 km de comprimento. As plantas possuem folhas de 4-14 cm de comprimento, verde brilhante, de textura rugosa e dispostas de forma oposta. O fruto tem 1 cm de comprimento e uma semente de forma ovoide. Têm pequenas flores branco-amareladas com um odor desagradável (Hakim, 2009). (Neha Mihra & Rashmi,. 2020).

2.3.4. Utilizações tradicionais

A canela é conhecida como uma das especiarias mais comuns e aditivo aromatizante de alimentos desde os tempos antigos (wijesekera etal;1997). Por exemplo, tem sido utilizada como aromatizante em doces e pastilhas elásticas devido ao efeito agradável e refrescante que desenvolve na boca. Também mostra efeitos benéficos na saúde oral e é usado para dores de dentes, infecções orais e para remover o mau hálito (Chaudahary etal ; 2013).

A canela também tem sido utilizada para tratar o acne e o melisma (Vijayan etal ;2004). Além disso, tem sido utilizada para o tratamento de doenças gastrointestinais e do cólon (Agência Europeia de Medicamentos; 2011). A literatura ayurvédica mostra que a canela tem potentes actividades antieméticas, anti diarreicas, anti flatulentas e estimulantes (Hossein etal; 2013). A canela tem efeito coagulante e, portanto, pode ser usada contra hemorragias (Raoetal; 2014). A canela aumenta o fluxo sanguíneo no útero e melhora a regeneração dos tecidos. Além disso, possui propriedades antibacterianas, antifúngicas, antitermíticas, larvicidas e nematicidas. Mais recentemente, relatórios científicos mostraram que a canela tem potentes efeitos neuroprotectores, hepatoprotectores, cardioprotectores e gastroprotectores devido às suas potentes propriedades antioxidantes e anti-inflamatórias (Khansnavis etal; 2004, Alqasoumi etal; 2011). O óleo essencial de canela também pode ser utilizado em aromaterapia, que é o uso terapêutico de óleos essenciais de plantas que podem ser absorvidos pelo corpo através da pele ou do sistema olfativo. Um artigo de investigação recente mostrou os benefícios decorrentes da utilização de óleo de canela em massagens para aliviar a dor menstrual (seyed fazel etal 2015).

2.3.5. Composição química da canela

Os polifenóis e os fenóis voláteis são as duas classes químicas isoladas da C.zeylanicum. A canela contém principalmente ácido feurílico, cafeico, gálico, vanílico, pro-tocatecuico e p-cumárico, juntamente com os polifenóis. A composição química do óleo essencial de canela no que respeita aos componentes voláteis depende da parte da planta de onde são extraídos. O cinamilacetato e o cariofileno, o cinamaldeído com um teor que varia entre 90% e 62%-73% é a substância mais representada extraída do óleo essencial de casca de árvore. Os hidrocarbonetos e os compostos oxigenados (benzilo, benzoato, B-cariofileno, acetato de cinamilo, linalol e acetato de eugenilo) são os outros compostos voláteis menores. O eugenol com uma concentração mais elevada >80% e o acetato de (E)-cinamilo e o cariofileno são os principais componentes do óleo de folha de canela e das flores e frutos de canela.(sanjayetal, ,. 2019).

2.3.6. Atividade antimicrobiana

Estudos anteriores relataram que a canela tem uma atividade antimicrobiana significativa contra diferentes bactérias (Pedio-coccus halophilus e staphylococcus), fungos (Aspergilus flavus, Mucor pumbeus, penicillium .(Neha etal 2020).

2.3.7. Utilizações alimentares:

A canela é utilizada como especiaria, condimento e aromatizante, principalmente na culinária; na preparação de chocolate, especialmente no México; em muitas receitas de sobremesas, como tarte de maçã, massa de nozes e pãezinhos de canela, bem como em doces picantes; café; cacau quente; e licores. No Médio Oriente, na cozinha turca e persa, a canela é frequentemente utilizada em pratos de carne de frango e borrego e numa variedade de sopas de frango, bebidas e doces.

A canela é uma excelente especiaria utilizada com carne e aves nos pratos indianos e marroquinos. É uma parte essencial das pastas de caril utilizadas em toda a Ásia. É também utilizada, juntamente com outras especiarias, em pickles, molhos, sopas, produtos de confeitaria e frutas enlatadas. A canela é um aromatizante popular em numerosas bebidas alcoólicas, como o "cinnamon liqueuer " que é popular na Europa (Willard 2013).

O óleo de casca de canela é frequentemente utilizado nas indústrias alimentar, farmacêutica e de perfumaria (krish namoorthy Rema 2003), tendo substituído largamente a canela em pó na indústria transformadora, uma vez que pode ser medido com precisão de acordo com rácios de substituição bem estabelecidos para especiarias moídas utilizando óleos e oleorresinas, tais como os elaborados por trainer e grenis (1993) (Khalid haddi , etal., 2017).

2.3.8. Utilizações farmacológicas:

As actividades farmacológicas relatadas da planta C. tamala incluem anti-hiperglicémico, antidiarreico, anti-hiperlipidémico, antioxigénico, anti inflamatório, acaricida, hepatoprotector, gastroprotector, antioxidante, antibacteriano inibidor da amilase e imunomodulador (Suresh etal; 2012).

1. Atividade anti-hiperglicémica

O extrato aquoso das folhas de C. tamala mostrou atividade anti-hiperglicémica numa dose de 125 e 250 mg/kg de peso corporal, respetivamente, em ratos diabéticos induzidos por estreptozotocina. A administração dos extractos na dose de 250 mg/kg de peso corporal/dia resultou numa diminuição acentuada dos níveis de glucose no sangue em jejum e de açúcar na urina, com um aumento concomitante do peso corporal. O extrato produziu igualmente uma diminuição significativa dos produtos de peroxidação, nomeadamente das substâncias reactivas ao ácido tiobarbitúrico. A glutationa reduzida e o teor de glicogénio, que tinham mostrado uma diminuição significativa após a indução da diabetes, aumentaram no tecido hepático dos ratos diabéticos com STZ tratados com o extrato. Os ratos diabéticos com STZ tratados com extrato aquoso (250mg/kg) reverteram significativamente todas estas alterações para valores próximos do normal (Usha etal; 2010).

2. Atividade antidiarreica

O extrato de folhas de C. tamala (25, 50 e 100 mg/kg, por via oral) produziu uma redução dependente da dose na quantidade total de matéria fecal na diarreia induzida por óleo de rícino. A distância média percorrida pela refeição de carvão com 50 e 100 mg/kg de extrato mostrou uma redução significativa na secreção de acumulação de fluido gastrointestinal em 32,5-65,0%. As concentrações de Na(+) e K(+) na acumulação de fluido induzida pelo óleo de rícino mostraram um maior efeito inibidor nos níveis de Na(+) do que nas concentrações de K(+). A C. tamala reduziu significativamente a peroxidação lipídica e aumentou a atividade da catalase em comparação com os grupos induzidos por óleo de rícino (Rao cvetal; 2008).

3. Atividade anti-hiperlipidémica

Os extractos aquoso e etanólico das folhas de C. tamala Nees. numa dose de 400mg/kg /dia p.o. durante 10 dias mostraram um efeito hipolipidémico na hiperlipidemia induzida por uma dieta rica em colesterol. A administração simultânea de extractos de folhas de C. tamala Nees. impediu significativamente o aumento dos níveis séricos de colesterol total, triglicéridos, LDL-C, VLDL-C e índice aterogénico, enquanto se observou um aumento significativo do nível de HDL-C (Dhulasavant etal; 2010).

4. Atividade anti-inflamatória

O efeito anti-inflamatório do extrato aquoso das folhas de C. tamala na dose de 100, 200 e 400 mg/kg mostrou efeito anti-inflamatório através de vários métodos de rastreio in vivo e in vitro. A inflamação aguda foi avaliada por edema de pata induzido por carragenina em ratos e permeabilidade vascular induzida por ácido acético em ratos. A atividade anti-inflamatória in vitro do extrato (concentrações 0,2 - 1 mg/ml) foi avaliada pela atividade estabilizadora da membrana

isto é, glóbulos vermelhos expostos a uma solução hipotónica em triplicado. O extrato da planta inibiu significativamente e de forma dependente da dose o edema induzido pela carragenina em ratos e também reduziu significativamente a permeabilidade vascular induzida pelo ácido acético em ratos. O extrato exibiu uma propriedade estabilizadora da membrana significativa forma dependente da concentração até 1mg/ml em modelos in vitro quando comparado com a Indometacina (Gambire etal; 2009).

5. Atividade antioxidante

O tejpat mostrou a atividade pró- ou antioxigénica no óleo de girassol refinado a 370C. O tejpat e as suas fracções contendo clorofila apresentaram atividade pró-oxigénica e a ação catalítica aumentou com o aumento da concentração de clorofila nas fracções. No entanto, as fracções que não continham clorofila eram desprovidas de atividade pró-oxigénica (Semwal etal; 1999).

Atividade acaricida

Os extractos aquosos de folhas e cascas de espécies arbóreas de C. tamala (Lauraceae) apresentaram propriedades acaricidas contra o ácaro de duas manchas, Tetranychus urticae e Neoseiulus longispinosus Evans (ácaro fitosseiídeo), um predador potencial comum frequentemente encontrado associado a T. urticae (Reddy ;2009). O extrato metanólico das folhas de Cinnamomum tamala mostrou atividade hepatoprotectora contra danos hepáticos induzidos por paracetamol em ratos albinos suíços em duas doses diferentes de 100 e 200 mg/kg de peso corporal. As enzimas marcadoras hepáticas SGOT, SGPT, ALKP, bilirrubina sérica e outros parâmetros metabólicos como o colesterol total e o HDL foram avaliados em todos os grupos experimentais. As alterações nos parâmetros da função hepática foram significativas em comparação com o controlo da doença e a eficácia foi comparável à do medicamento padrão silimarina. Verificou-se que a eficácia do extrato era dependente dose. O estudo histopatológico do fígado também evidenciou a atividade hepatoprotectora da C. tamala, mostrando uma arquitetura melhorada das células do fígado nos grupos de tratamento (Selvam etal; 2010).

6. Atividade antioxidante

Um extrato metanólico de folha de louro mostrou atividade antioxidante em ensaios in vitro. Foi observado um aumento significativo dos níveis de lípidos e produtos de peroxidação lipídica e um declínio do potencial antioxidante nos sinaptossomas cerebrais de ratos diabéticos. O extrato apresentou uma atividade de limpeza contra os radicais superóxido e hidroxilo de uma forma dependente da concentração. Além disso, o extrato mostrou inibição da peroxidação lipídica induzida por Fe (2+)-ascorbato tanto em sinaptossomas cerebrais de ratos de controlo como de ratos diabéticos. A inibição máxima da peroxidação lipídica, a ação de eliminação de radicais e o poder redutor do extrato foram observados a uma concentração de 220 microgramas. Estes efeitos do extrato in vitro foram comparáveis aos do butil-hidroxil-tolueno (BHT), um antioxidante sintético. Os sinaptossomas de ratos diabéticos são susceptíveis a danos oxidativos e os efeitos positivos da folha de louro in vitro podem ser atribuídos à presença de fitoquímicos antioxidantes (Devi sl etal; 2007).

7. Atividade antibacteriana

Os extractos aquoso e alcoólico de Cinnamomum tamala demonstraram uma potencial atividade antibacteriana contra seis estirpes bacterianas pertencentes a Enterobacteriaceae, a saber, Enterobacter aerogenes ATCC13048, Escherichia coli ATCC25922, Klebsiella pneumoniae NCIM2719, Proteus mirabilis NCIM 2241, Proteus vulgaris NCTC8313 e Salmonella typhimurium ATCC23564. O extrato alcoólico foi considerado mais ativo do que o extrato aquoso. A bactéria mais suscetível foi a K. pneumoniae, enquanto as bactérias mais resistentes foram S. typhimurium e E. coli (Parekh j etal;2007).

2.4. estafilococos aureus

O staphlococcus (s.aureus) é uma bactéria Gram-positiva que causa muitas doenças que podem ser infecções cutâneas menores ou mesmo letais, como pneumonia e endocardites. É um patógeno humano comum que pode ser flora acomensal e, por outro lado, pode ser considerado uma das principais causas de algumas doenças humanas.).As três espécies de importância médica são o estafilococo aureus, o estafilococo epidermidis e o estafilococo saprofítico, dos três, o estafilococo aureus é o mais importante e diferencia-se dos outros por ser coagulase positivo, O estafilococo epidermidis e o estafilococo saprofítico são coagulase negativos e são geralmente comensais - no entanto, são considerados potencialmente patogénicos - todos os estafilococos são catalase positivos, o que os diferencia dos estreptococos que são catalase positivos (Monicca ;2006)

2.4.1. morfologia

Têm cerca de 1 m de diâmetro e dispostas em cachos do tipo "uva" - não são móveis, não são capsuladas e não são esporuladas (ABLA M.EL-MISHAD, 1978).

2.4.2. Personagens culturais

são anaeróbios facultativos e podem crescer em ágar nutriente no qual colónias douradas são produzidas por staph-aureus endopigmento branco pode ser produzido por s. aureus ou estafilococos epidermidis - a hemólise completa do ágar-sangue é produzida por estafilococos-aureus, enquanto os estafilococos-epidermidis são geralmente não hemolíticos o ágar-sal de manitol é um meio seletivo para a recuperação de estafilococos-aureus a partir de amostras fecais quando se investiga a intoxicação alimentar estafilocócica - também pode ser utilizado para rastrear portadores nasais - (Abla M.El. mishad, 2010).

2.4.3. Anatomia da célula bacteriana :

A parede celular do S.aureus é um revestimento protetor resistente, de aspeto relativamente amorfo, com uma espessura de cerca de 2o -40nm (shockman etal. ,1983).Por baixo da parede celular encontra-se o citoplasma, que é envolvido pela membrana citoplasmática. O peptidoglicano é o componente básico da parede celular, constituindo 50% da massa da parede celular (Waldvogel, 1990). É essencial para a formação de uma rede de parede celular multicamada, capaz de suportar a elevada pressão osmótica interna dos estafilococos (Wilkinson, 1997). Outro constituinte da parede celular é um grupo de polímeros contendo fosfato, denominados ácidos teicóicos, que contribuem com cerca de 40% da massa da parede celular (Knox etal.,,1973). Existem dois tipos de ácidos teicóicos, o ácido teicóico da parede celular e o ácido lipoteicóico associado à membrana celular; ligados covalentemente ao peptidoglicano ou inseridos na membrana lipídica da bactéria. Os ácidos teicóicos contribuem com uma carga negativa para a superfície celular estafilocócica e desempenham um papel na aquisição e localização de metálicos, em particular catiões divalentes, e nas actividades das enzimas autolíticas (Wilkinson, 1997). O peptidoglicano e o ácido teicóico juntos representam apenas cerca de 90% do peso parede celular, sendo o restante composto por proteínas de superfície, exoproteínas e hidrolases de peptidoglicano (autolisinas). Alguns destes componentes estão envolvidos na fixação da bactéria às superfícies e são determinantes da virulência; finalmente, mais de 90% das estirpes clínicas de S.aureus demonstraram possuir polissacáridos capsulares (Karakawa e Vann, 1982; Thakkar etal., 1998). A produção de cápsulas diminui a fagocitose in vitro e aumenta a virulência de S.aureus num modelo de bacteriemia em ratos, actuando assim como uma forma de película. Bactérias (Wilkinson etal., 1998 Thakkar etal.,1998)

2.4.4. O crescimento e a sobrevivência dos estafilococos

Depende da capacidade das células para se adaptarem às alterações ambientais. O S.aureus desenvolveu muitos mecanismos para ultrapassar essas alterações, especialmente numa infeção.

Uma curva de crescimento de S.aureus cultivada em condições ideais pode ser dividida em três fases: retardatária, expotencial e estacionária. Durante a fase exponencial, o metabolismo da bactéria é rápido e eficiente para garantir um crescimento constante. À medida que a bactéria envelhece e pára de crescer (pós-expotencial), o metabolismo celular é reestruturado para garantir a sobrevivência a longo prazo em condições desfavoráveis (L.G. Harris et al., 2002).

2.4.5. Requisitos nutricionais:

A maioria das espécies tem uma necessidade nutricional relativamente complexa, no entanto, em geral, necessitam de uma fonte orgânica de azoto, fornecida por 5 a 12 aminoácidos essenciais, exemplo, arginina, valina, e vitaminas B, incluindo tiamina e nicotinamida.

2.4.6. Classificação:- Staph.aureus

É um gram positivo; aeróbio e também cresce aerobicamente, mas menos bem. O intervalo de temperatura de crescimento é de 10-42 C*, com um ótimo de 35-37 C*. Cresce em ágar sangue e produz colónias amarelas a creme ou ocasionalmente brancas com 1-2 mm de diâmetro em ágar MacConkey. Provoca furúnculos, terçóis, pústulas, é portador no nariz de 40% ou mais das pessoas saudáveis (yasinetal ; 2017).

Staph- epidermidis :

Staph- epidermidis produz normalmente colónias não pigmentadas e não hemolíticas - causa infeção na parte superior de dispositivos protéticos, por exemplo, válvula protética ou articulação artificial, é também uma das principais causas de sépsis em recém-nascidos - é altamente resistente aos antibióticos - a maioria das estirpes produz B-lactamase e pode ser resistente à meticilina - o fármaco de eleição para o seu tratamento é a vancomicina, à qual pode ser adicionada rifampicina ou gentamicina (Abla El. Mishad, 2010).

Staph- saprophyticus

Causa infeção urinária em mulheres sexualmente activas - microscopicamente, o s-saprophticus e o s-epidermidis assemelham-se ao s-aureus - culturalmente, as colónias de s-epidermidis são brancas e, normalmente, não hemolíticas - as colónias de s-sapr0phticus podem ser brancas ou amarelas - não são hemolíticas, pode não ocorrer crescimento em macckonkey- s(

2.4.8. Patogénese e fator de virulência

O processo de infeção envolve cinco fases. O organismo está em estado de portador nas narinas anteriores e pode permanecer assim sem causar infecções, como hospitalização prolongada, imunossupressão, cirurgias, uso de dispositivos médicos invasivos e doença metabólica crónica. O abcesso cutâneo localizado desenvolve-se quando o organismo é inoculado na pele a partir de um local de transporte. (Arumugam Ganamani etal (2017). O S.aureus possui uma bateria de factores de virulência que permitem que o organismo seja bem sucedido como agente patogénico que causa infecções humanas e animais de grande alcance. Os factores de virulência ajudam a fixar-se às hospedeiras, a quebrar o escudo imunitário do hospedeiro, a invadir os tecidos, a causar sépsis e a provocar uma síndrome mediada por toxinas. Esta é a base das infecções estafilocócicas persistentes sem uma forte resposta imunitária do hospedeiro (11). Com base no seu mecanismo de ação e no seu papel na patogénese, os factores de virulência estafilocócica, tais como a mocrocápsula de polissacarídeos, a proteína A, a toxina alfa, etc. (Arumugam etal.,2017).

2.4.10. Adaptação do staphylococcus: Os membros do género Staphylococcus são ubíquos e altamente versáteis, podendo ser encontrados na mucosa da pele, nas glândulas cutâneas, no solo, na água e no ar (free man - cook, 2006). O S.aureus é um organismo muito resistente e pode sobreviver em superfícies secas durante um longo período de tempo, é resistente à dessecação e pode sobreviver a um nível elevado de concentração de sal, o que o torna suscetível de ser selecionado em meios de crescimento de outras bactérias (Bremer etal., 2004:Wilkinson etal.,1997). Sendo um anaeróbio facultativo, são capazes de fermentação oxidativa para produzir cada e ácido lático. É um dos membros patogénicos mais importantes do género staphylocci e uma das principais causas de infeção nosocomial, comunitária e associada a animais vivos (Bloemendal etal., 2010). A estabilidade e a propagação mundial deste agente patogénico à sua capacidade de adquirir e perder rapidamente determinantes de resistência e virulência de outros membros do género Staphylococcus através da transferência horizontal de elementos genéticos móveis (EGM) (Bloemendal etal., 2016); Bassedetal., 2011 Bitrus etal., 2017). Os estudos sobre a sequência do genoma completo são em elementos genéticos móveis (MGEs) relativamente menos estáveis, que consistem em transposões, ilha de patogenicidade, cromossoma de cassete de estafilococo, plasmídeo, bacteriófago e sequência de inserção (lowy, 2003; Holden etal., 2004). Os MGEs em S.aureus são específicos da linhagem e integram-se livremente, recombinam-se e transferem-se para dentro e para fora do genoma através da transferência horizontal (lind say, 2014). Codificam uma vasta gama de genes de resistência e de virulência, de evasão imunitária, facilitando assim a adaptação bem-sucedida da Sra. A e a emergência de novos clones altamente resistentes e patogénicos modelos para compreender a complexidade do avanço adaptativo das bactérias face à pressão selectiva dos antibióticos estes agentes patogénicos manifestaram uma nova capacidade de responder rapidamente aos desafios colocados por novos antibióticos através da evolução de novos mecanismos de resistência antimicrobiana o desenvolvimento de resistência nestes agentes patogénicos ocorre através da alteração do local de alvos dos medicamentos, ativação enzimática do agente antimicrobiano

Outros mecanismos de resistência foram desenvolvidos através da aquisição de determinantes de resistência, seleção de posição e mutação espontânea (Pantosti etal., 2007; Bitrus etal., 2017), 2017).Staphylococcus aureus tem um genoma central altamente clonal que é categorizado em linhagens caracterizadas por complexos clonais. os patógenos também são categorizados com base em suas caraterísticas epidomológicas como nocosomial, comunidade e vidas estoque associado s.aureus, para além do genoma central, o patogéneo possui um elemento genético móvel altamente divergente e notavelmente variável. mais de 15% do genoma de s.aureus é constituído por elementos genéticos móveis (MG), tais como o cromossoma de cassete de estafilococos (sccs), o integrão bacteriófago, os plasmídeos conjugativos integrativos, os transposons e a ilha de patogenicidade. Todos estes MGs, exceto o bacteriófago, podem ser portadores de genes de resistência antimicrobiana. Os isolados clínicos possuem um plasmídeo que varia de 1 a 60Kb de tamanho e sabe-se que estes plasmídeos transportam um número variável de genes de resistência - a resistência à tetraciclina, ao cloranfenicol e à ertromicina é transportada por pequenos plasmídeos que transportam genes de resistência a múltiplos fármacos a aminoglicosídeos, beta-lactâmicos e macrólidos.

2.4.11. Doenças :

O S. aureus causa abcessos, várias infecções piogénicas (por exemplo, endocardites, artrites sépticas e osteomielite), intoxicação alimentar, síndrome da pele escaldada e síndrome do choque tóxico. É uma das causas mais comuns de pneumonia adquirida no hospital, septicemia e infecções de feridas cirúrgicas. (warran levinson

É uma causa importante de infecções cutâneas, como a foliculite, a celulite e o impetigo. É a causa mais comum de conjuntivite bacteriana, o abcesso é uma lesão clássica causada por staphylococcus aureus. síndrome da pele escaldada, áreas amplamente disseminadas de pele descamada "enrolada" em bebés (warran levinson, 2014). causada por uma exotoxina produzida por S. aureus. Foliculite, múltiplas e pequenas pústulas na corrente e no pescoço S. aureus é a causa mais comumde foliculite.Impetigo. As lesões do impetigo são culturas de vesículas com uma crosta "cor de mel". O impetigo é causado por S. aureus ou streptococcus pyogenes. S. epidermidis pode causar endocardites e infecções das articulações protésicas. Staphylococcus saprophyticus causa infeção do trato urinário. (warran levinson, 2014).

2.4.12. Imunidade

As infecções por S.aureus não provocam uma imunidade forte ou duradoura, como demonstrado pela suscetibilidade contínua dos indivíduos a infecções por S.aureus ao longo da vida. (Richard etal 2013).

2.4.13. Transmissão:

Dispersão do organismo a partir da pele e do vestuário Transmitido por contactos bastante diretos com o nariz, ou seja, a cara, a palma da mão e os dedos. Os antebraços, provavelmente por estarem protegidos pelas mangas, raramente foram contaminados, pois, ao contrário do que se costuma dizer, ou estavam livres ou o seu número era pequeno, a única peça de vestuário suscetível de contacto direto com o nariz é o lenço, e este estava normalmente muito contaminado.).

Também a bactéria se dispersa no ar livre durante o movimento, de modo que é em grande número do que outra. Portadores ou portadores de pequenos números destas bactérias (1). Se o nariz for a principal fonte de estafilococos cutâneos e aéreos, a supressão dos estafilococos nasais deve ser seguida de uma redução da disseminação aérea e do transporte cutâneo. (Donald etal; 1961).

2.4.14. Ambiente Staphylococcus:

Recuperação de estafilococos do cobertor quando o número de estafilococos transportados pelo ar na palavra subiu acentuadamente acima de 0,2 por gripe. Foi feita uma tentativa de localizar a fonte do organismo através de varreduras da cama. Dispersão durante o procedimento de curativo da ferida, Ao investigar a propagação de estafilococos a partir da própria ferida, é necessário eliminar, tanto quanto possível, todas as outras fontes de organismo (W.c.noble ., 2019).

2.4.16. Tratamento :

A sensibilidade do staphylococcus aureus aos medicamentos antimicrobianos é diferente 90% das estirpes isoladas de doentes ou portadores são resistentes à penicilina devido à produção de beta-lactamase (penicilinase) ou à alteração da natureza da proteína de ligação à penicilina (pBps) B. O ácido clavulânico lactâmico (como o co-amoxiclav) foi utilizado para tratar infecções causadas por estirpes de Staphylococcus aureus produtoras de B. lactamase sensíveis à meticilina. A vancomicina, a teicoplanina e a mupirocina são utilizadas. O trimetoprium e o salfametoxazol podem ser substituídos pela vancomicina. As infecções causadas por estafilococos sensíveis ou resistentes à meticilina respondem ao trimetoprium. O sulfametoxazol pode ser utilizado em doentes sensíveis à vancomicina. o ácido fusídico também é ativo contra o estafilococo resistente à meticilina e, tal como a rifampicina, cria rapidamente resistência se for aplicado isoladamente; por conseguinte, deve ser utilizado em combinação com medicamentos como a rifampicina. Para além dos mencionados, dois novos fármacos semelhantes à vancomicina, o lipopeptídeo LY46532 e a glicoproteína teicoplamina, são utilizados em seres humanos. Estes fármacos são química e mecanicamente semelhantes à vancomicina e, in vitro e em modelos animais, funcionam contra estafilococos resistentes e sensíveis à meticilina. (Zahra etal.,2018).

2.4.17. Prevenção:

Foram envidados vários esforços para produzir uma vacina adequada contra o estafilococo - os doentes em processo de tratamento que requerem estirpes intravenosas (como a heamodiálise) correm um risco elevado de bacteriemia por estafilococos aureus. a vacina contra o estafilococo que contém polissacarídeos capsulares conjugados encontra-se na fase clínica. estes testes são realizados em doentes em diálise e num grupo de doentes e num grupo de doentes expostos a infecções graves por estafilococos aureus. Há provas de uma ligação entre a propagação da infeção por estafilococos e as pessoas que transportam esta bactéria no nariz. A quantidade de infeção nos portadores de estafilococos é superior à dos não portadores, uma vez que os estudos infectados com a mesma estirpe de que são portadores em 80% dos casos, a maioria das bacteremias ocorre também devido a autoinfeção. A erradicação dos portadores da bactéria com lisostafina leva ao aparecimento de estirpes resistentes (14). A maioria dos investigadores acredita que, embora a mupirocina possa ser eficaz na redução dos portadores nasais, a utilização deste medicamento como um presente não é apropriada de acordo com as evidências actuais. (Zahra etal;2018**).**

2.4.18. Segurança:

Os seres humanos são muito resistentes à infeção por S.aureus. Milhares de milhões de organismos têm de entrar no corpo do hospedeiro para o aparecimento de uma resposta visível. Muitos adultos têm anticorpos no seu soro contra alguns dos antigénios da parede celular e toxinas deste organismo, mas nenhum destes anticorpos protegerá completamente os indivíduos contra a infeção causada por estafilococos na maioria das infecções tecidulares profundas causadas por S.aureus, os anticorpos aumentam geralmente contra o peptidoglicano e o ácido teicóico. (Zahra Rashki Ghalehnoo, 2018).

2.4.19. Diagnóstico laboratorial 1. Microscopia

Os S.aureus produzem células esféricas, gram-positivas. Durante a divisão celular, o organismo divide-se ao longo dos planos longitudinal e horizontal, formando pares, tétrades e, por fim, aglomerados irregulares. As colorações de Gram devem ser efectuadas em culturas jovens, uma vez que as células muito velhas podem perder a sua capacidade de reter violeta de cristal e podem parecer gram variáveis ou gram negativas. Os micrococos aparecem tipicamente como cocos gram-positivos em tétrades e não em grandes grupos. Os géneros relacionados adicionais (ou seja, Kytococus, Nesterenkonia, Dermacoccus, Arthrobacter e Kocuria) assemelham-se microscopicamente aos estafilococos (Bailey etal 2017).

2. cultivo

O organismo cresce em 5% de sangue de ovelha e em ágar chocolate. Também cresce bem em sistemas de cultura de sangue em caldo e em caldos de nutrientes comuns, como o tioglicolato, a dextrose e o caldo de infusão de cérebro-coração (Bailey etal2017).

Os meios selectivos também podem ser utilizados para isolar estafilococos de material clínico. Os ágares de álcool feniletílico (PEA) ou de ácido colistinanalidixina de Columbia podem ser utilizados para eliminar a contaminação por organismos gram-negativos em amostras fortemente contaminadas, como as fezes. Este ágar contém uma concentração elevada de sal (10%), o açúcar manitol e o vermelho de fenol como indicador de pH. O s.aureus fermenta o manitol e produz uma auréola amarela neste meio, em resultado da produção de ácido que altera o pH. Embora o ágar de sal de manitol seja tipicamente utilizado na identificação clínica, pode ainda ser utilizado para purificar estafilococos de organismos contaminados para posterior caraterização (Bailey etal 2017).

O ágar CHROM (originalmente inventado por Alain Rambach) é um meio seletivo e diferencial para a identificação de MRSA. Os meios estão atualmente disponíveis em vários fabricantes. Estes meios estão a ser cada vez mais utilizados para a deteção direta da colonização nasal. O meio é seletivo porque contém cefoxitina, o MRSA é resistente a este antibiótico. (Baileyetal 2017).

3. Método molecular:

Foram desenvolvidos e aprovados pela Comissão vários testes de amplificação de ácidos nucleicos

U.s. food and Drug Administration (FDA) para a deteção de estafilococos, a maioria dos quais utiliza métodos de amplificação da reação em cadeia da polimerase (PCR) de locus único. A maioria destes testes foi concebida para detetar estafilococos resistentes à meticilina, a maioria dos quais visa especificamente o S.aureus (MRSA), a partir de amostras de esfregaços ou de hemoculturas. Os ensaios detectam o gene mec A (que codifica a resistência à meticilina) em conjunto com um gene-alvo específico da espécie. Vários dos sistemas de ensaio de MRSA mais utilizados incluem o ensaio BD, Franklin lakes, NJ), o ensaio BDMax MRSA e stahSR e as culturas de sangue (Cepheid, Sunnyvale) (Bailey 2017).

4. Outro método de identificação:

Nos últimos anos, têm utilizados no laboratório clínico métodos alternativos para identificar S.aureus e MRSA, incluindo a dessorção a laser assistida por matriz ionização por espetrometria de massa em tempo de voo (MALDI_TOFMS). Embora a espetrometria de massa MALDI-TOF MS tenha sido um dos principais meios de permanência no laboratório de investigação de química e bioquímica durante muitos anos, foram desenvolvidas aplicações de diagnóstico clínico para identificar colónias bacterianas em placas de ágar. Atualmente, o MALDI-TOF MS). Por exemplo, este método pode ser utilizado para distinguir entre S.aureus sensível à meticilina e MRSA e pode também fornecer informações sobre a virulência da estirpe. Vários estudos indicaram que a colheita de amostras diretamente de hemoculturas positivas para identificação utilizando o MALD-TOFMS nunca identificou erradamente aCoNS com aS.aureus ou vice-versa. Além disso, parece que os CONS são mais frequentemente especificados corretamente utilizando este método. (Bailey etal 2017).

CAPÍTULO TRÊS

MATERIAL E MÉTODOS

3-1-Material:

Produtos químicos e reagentes

Metanol Água Solução salina normal Ágar nutriente

Solução Mueller Hinton Macfanland

3-1-1 Equipamento e instrumento

Autoclave Estufa de ar quente Agitador Incubadora Placas de Petri Banho-maria Lopes Micropipeta Pinça para frascos cónicos

3.2 . material vegetal:

sementes de duas plantas, pimenta preta e gengibre, foram adquiridas no mercado local do estado de Cartum, na "loja AL Said", e depois transformadas em pó fino com um pilão e um almofariz. O material em pó da amostra de plantas foi conservado em recipientes secos à temperatura ambiente - finalmente, o recipiente foi depositado no laboratório do departamento de microbiologia, na faculdade de ciências aplicadas, e depois extraído.

3.2.1 Preparação de extractos brutos

A extração foi realizada para sementes de plantas selecionadas As sementes foram moídas em partículas finas utilizando um almofariz e um pilão, 5og de sementes moídas embebidas em 5oo ml de água (70%) num frasco, a mistura foi deixada durante 3 dias à temperatura ambiente com agitação ocasional durante 24 h à temperatura ambiente, o super natante foi decantado e clarificado por filtração através de um papel de filtro, após filtração, cada resíduo foi pesado e a percentagem de rendimento foi calculada; em seguida, foi armazenado a 4* num frasco de vidro hermeticamente fechado, pronto a ser utilizado - os extractos restantes, que não são solúveis, foram sucessivamente extraídos por metanólise, utilizando a técnica anterior - os extractos foram mantidos em congelação durante 48 h, depois induzidos num liofilizador (virtues, EUA) até ficarem completamente secos - o resíduo foi pesado e a percentagem de rendimento foi calculada - os extractos foram mantidos a 4*c até ao momento da sua utilização (Kabbashi etal., 2015).

Ensaio antibacteriano

O método de difusão em poço foi realizado de acordo com a medição da atividade antibacteriana dos extractos preparados. 1 ml da suspensão de stock bacteriano padronizado 108-109 C.F.U/ml foram misturados cuidadosamente com 100 ml de ágar nutriente (mantido a 45°C). Alíquotas de 20 ml do ágar nutriente inoculado foram vertidas em placas de Petri estéreis. Deixou-se secar o ágar e, em cada uma destas placas, cortaram-se 4 poços (10 mm de diâmetro) com uma broca de cortiça esterilizada (n.º 4) e retiraram-se os discos de ágar. Verteram-se poços alternados com 0,1 ml de amostra de cada extrato, utilizando um aparelho automático de micropipetas, e depois deixou-se difundir a 37°C durante 2 horas. As placas foram incubadas na posição inclinada a 37°C durante 18 horas. Foram efectuadas duplicações para cada extrato contra cada um dos organismos de teste. Posteriormente, a adição de cada extrato foi efectuada como controlo. Após a incubação, foram medidos os diâmetros e as zonas de inibição do crescimento

3.2.2. Avaliação de antimicrobianos utilizando concentrações mínimas de inibição (mic) pelo método de ensaio de difusão em disco):

Foi utilizado um método de difusão em ágar modificado descrito por (Albayati e Suleiman ,2o18) para determinar a atividade antibacteriana. O MullerHinton foi inoculado com suspensão de células microbianas (200 ml de meio, 1 ml cheio) e vertido em placas de Petri estéreis. Discos de papel de filtro estéreis de 6 mm de diâmetro foram impregnados com 20 ml de cada concentração de extrato (100, 50,25,12,5,6,25,3,125 mgl /ml), que foram preparados utilizando os mesmos solventes empregues para dissolver os extractos de plantas, depois esterilizados através de pasteurização e filtração por membrana e colocados na superfície de ágar inoculada. Os controlos negativos foram efectuados utilizando discos de papel carregados com 20 ul de solventes. Após incubação prévia durante 2 horas num frigorífico , as placas foram incubadas durante a noite a 37 °C durante 18-24 h. No final período de incubação, a atividade antimicrobiana foi avaliada medindo as zonas de inibição.

3.3. Preparação dos meios de cultura

1. Preparação do ágar nutriente:

O nutriente foi utilizado como meio de subcultura para testes de coloração de gramas e para armazenar as bactérias isoladas em tubos inclinados. A preparação foi efectuada de acordo com o método do fabricante, dissolvendo 28 g do meio em pó em 1ooo ml de água destilada, dissolvendo em banho-maria e autoclavando como descrito acima. Finalmente, as placas esterilizadas foram mantidas no frigorífico a 4.

2. Preparação em ágar Muller hinton:

O meio selecionado para os testes de sensibilidade foi o Muller Hintonagar, que foi fabricado de acordo com a descrição do fabricante, dissolvendo 38 g de meio em pó em 1ooo ml de água destilada, dissolvendo-o no trajeto da água e procedendo à autoclavagem como descrito acima. Finalmente, as placas foram mantidas no frigorífico a 4°C para utilização posterior.

3. Preparação do caldo de nutrientes:

O meio líquido de escolha para os testes de sensibilidade foi o caldo nutriente, que foi preparado de acordo com a descrição do fabricante, dissolvendo 28g do meio em pó em 1oooml de água destilada. Após a dissolução, o meio líquido foi distribuído em tubos de ensaio por pipetas (tubo de 1oml), os tubos foram cobertos com algodão e esterilizados por autoclave, sendo depois mantidos no frigorífico antes de serem utilizados.

4. Preparação do padrão de turbidez "mc farland":

Dissolver o,5 g de cloreto de bário desidratado em 5o ml de água destilada. Misturar o,6 ml desta solução com 99,4 ml de solução de ácido sulfúrico a 1% em água, guardar ao abrigo da luz, à temperatura ambiente, num recipiente bem fechado.

5. Recolha da amostra:

Amostra padrão de bactérias S.aureus Tipo :ATCC
Número da estirpe: 29737

N.º gen.: passagem 04 Sub data 19/11/2019 Utilizar antes de 30/04/2020
Armazenagem conc. 2-8*

CAPÍTULO QUATRO

RESULTADOS E DISCUSSÃO

O rápido aumento da resistência aos antibióticos, juntamente com vários efeitos colaterais, abriu uma ampla gama de áreas de pesquisa que investigam o possível uso de extratos (Chentouf etal, 2012). Neste estudo, a extração de canela para água e solvente de metanol deu alta atividade antimicrobiana contra S. aureus, as zonas de inibição de alcance foram 23 para metanol, aquoso20 ml.Estudos anteriores relataram que a extração de canela para filas e metanol dá uma zona de inibição elevada de 31 ml para o metanol em comparação com a extração aquosa de 16 ml (A.jadeesh). O presente estudo deu uma zona de inibição elevada para a extração de água e metanol, como se segue 20, 12,3,10,6, 9,3. O estudo anterior deu uma gama elevada de zona de inibição 31 (A.jadeesh). Outro estudo deu uma gama elevada de zona de inibição para metanol 15 ml e água 18 ml (uday -Reda,2017). Também neste presente estudo, o resultado da extração de gengibre para metanol e água deu 20 ml para metanol, 18 ml para água. Esta descoberta do estudo atual discorda do estudo anterior (hamza etal; 2020). como se segue 35, 32, 30,20. Comparar com o presente estudo para a extração com metanol 18,13,11,3,12,6. Também o estudo atual deu uma zona de inibição elevada como se segue 20, 17, 14, 13, O estudo anterior deu uma zona elevada como 21,20, 9, 5. (shimaetal (2017).

Tabela No (1) Atividade antimicrobiana de algumas plantas contra S.aureus

Conc mg\ml				Extrato	fábrica
12.5	25	50	100		
13	14	17	20.3	Água destilada	gengibre
12.6	11.3	13.3	18.5	Metanol	
9.3	10.6	12.3	20.6	Água destilada	canela
11.5	16.9	19.3	23.6	Metanol	

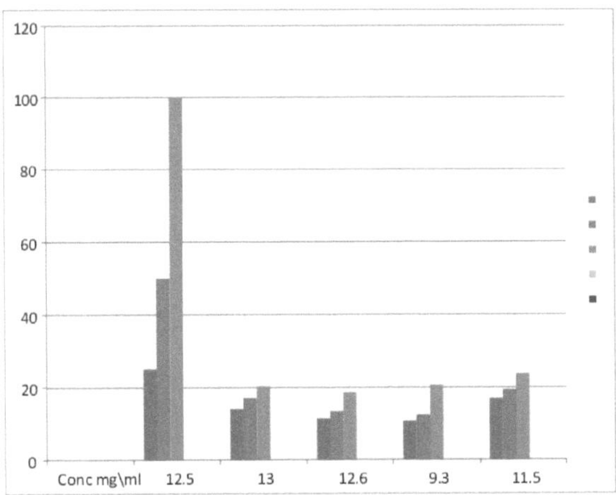

Figura (1): Atividade antimicrobiana de algumas plantas contra S.aureus

Quadro n.º (2): Teste da concentração mínima de inibição

Conc mg/ml 0.023 0.047 0.095 0.19 0.39 0.79 1.57 3.13 6.25 12.5							extrato	Planta
+	+	+	+	_	_	-	Água destilada	Gengibre
+	+	+	+		_	_	Metanol	
+	+	+	+	-	_	-	Água destilada	canela
+	+	+	_	_	_	_	Metanol	

Turbidez (+), sem turbidez (-).

Tabela No (3) : Teste de inibição bactericida mínima

Con mg/ml 0.023 0.047 0.095 0.19 0.39 0.79 1.57 3.13 6.25 12.5							extrato	Planta
+	+	+	+	+	+	_	Água destilada	Gengibre
+	+	+	+	+	+	_	Metanol	
+	+	+	+	_	_	_	Água destilada	canela
+	+	+	-	-	-	_	Metanol	

Crescimento (+), ausência de crescimento (-).

Quadro n.º (4): Comparação entre MBC e MIC

MBC(mg/ml)	CIM (mg/ml)	Extrato	Planta
6.25	3.13	Água destilada	Gengibre
6.25	0.79	Metanol	
1.57	0.79	Água destilada	Canela
0.79	0.39	Metanol	

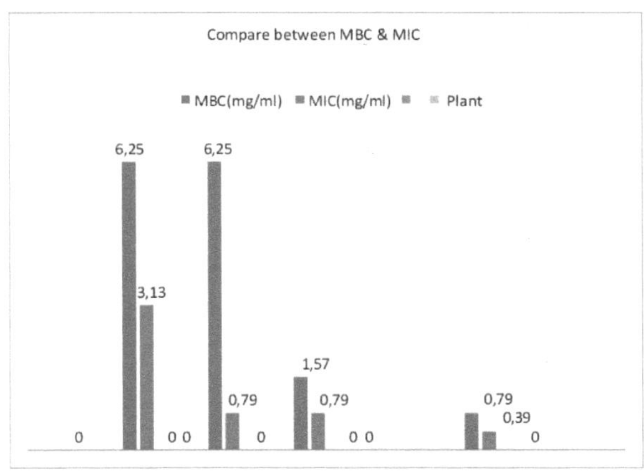

Figura (2): Comparação entre MBC e MIC

CONCLUSÃO

1. Os resultados deste estudo mostraram que algumas especiarias, como o gengibre e a canela, têm bons efeitos contra o S.aureus.

2. O extrato de canela produziu uma inibição elevada contra S. aureus 3. O extrato aquoso é seguro e não contém substâncias tóxicas e é considerado como um excelente meio para uso humano.

RECOMENDAÇÕES

45

1. Os sudaneses devem estar conscientes dos benefícios da utilização de especiarias (gengibre, canela) para muitas doenças, a fim de evitar o problema da resistência aos antibióticos.

2. É necessária mais investigação, nomeadamente estudos toxicológicos, devido às suas várias propriedades medicinais.

3. A utilização do extrato de especiarias pode ser considerada como um substituto da terapia sintética em países em desenvolvimento, uma vez que está disponível, é barato e seguro, sem qualquer efeito externo, bem como o fornecimento de nutrientes.

REFERÊNCIAS

ABLA M.EL- mishad .(2010): Manual de microbiologia prática . imprensa comercial- kalyoub - Egito.

Afzal M, Al-Hadidi D, Menon M, Pesek J, Dhami MS. Ginger: an ethnomedical, chemical and pharmacological review (Gengibre: uma revisão etnomédica, química e farmacológica). Drug Metabolism and Drug Interacts. 2001; 18(3-4):159-190.

Ahmed , M., IMran , H., Yaqeen, Z., Ur Reham an Z., A., Fatima , N. e Sohail , T, (2011): Perfil farmacológico da salvadora persica . pak.J.Pharm.Sci.24 (3): 323-330.

Ahmed RS, Suke SG, Seth V, Chakraborti A, Tripathi AK, et al. (2008) Efeitos protectores do gengibre dietético (Zingiber officinales Rosc.) no stress oxidativo induzido pelo lindano em ratos. Phytother Res 22(7): 902-906.

Ajith TA, Aswathy MS, Hema U (2008) Efeito protetor do Zingiber officinale roscoe contra a nefrotoxicidade aguda induzida pela droga anticancerígena doxorrubicina. Food Chem Toxicol 46(9): 3178-3181.

Ajith TA, Hema U, Aswathy MS. O Zingiber officinale Roscoe previne a hepatotoxicidade aguda induzida pelo acetaminofeno, melhorando o estado antioxidante hepático. Food Chem Toxicology. 2007; 45:2267-2272.

Aktan F, Henness S, Tran VH, Duke CC, Roufogalis BD, Ammit AJ.(2006) O metabolito Gingerol e um análogo sintético Capsarol inibem a expressão do gene iNOS mediada por NF-kappaB e a atividade enzimática dos macrófagos. Planta Med . 72:727-734.

Al-Amin ZM, Thomson M, Al-Qattan KK, Peltonen-Shalaby R, Ali M(1996). Propriedades antidiabéticas e hipolipidémicas do gengibre (Zingiber officinale) em ratos diabéticos induzidos por estreptozotocina. British Journal of Nutrition.

2006; 96:660- 666. 14. Kikuzaki H, Nakatani N. Cyclic diarylheptanoids from rhizomes of Zingiber offcinale. Phytochemistry. 1996; 43(1):273-277.

Altman RD, Marcussen KC. Efeitos de um extrato de gengibre na dor do joelho em doentes com osteoartrite. Arthritis and Rheumatism. 2001; 44:2531-2538.

Arumugan Gnanami, P. Hariharan, M.paul -satyaseela (2017): Staphylococcus aureus :visão geral da Bacteriologia, doença clínica, epidemiologia, resistência aos antibióticos e abordagem terapêutica.intechno website .

Aryaeian N, Tavakkoli H. O gengibre e os seus efeitos nas doenças inflamatórias. Adv Food Technol Nutr Sci Open J. 2015; 1(4):97-101.

Azu N, Onyeagba R. Antimicrobial Properties of Extracts of Allium cepa (Onions) and Zingiber officinale (Ginger) On Escherichia coli, Salmonella typhi and Bacillus subtilis. O Jornal da Internet de Medicina Tropical 2007; 3:1-10.

Bailey&Scott"s **(2017)**. Diagnostic microbiology.fourteen Edition.elsevier press.

Blasset , p. feil .E .J , Zana etti , G., Blanc , D .S, (2011) : A evolução e dinâmica da meticilina - Resistência staphylococcus aureus em Tibayrence (ED), Genetic s e evolução da doença infecciosa ; Cpp . 66-688). Londres : Elsevier.

Block Eric (2010) Garlic and Other Alliums: The Lore and the Science. Royal Society of Chemistry. p. 5-6.

Bloe menad, A.c Brou wer, E. c Fluit, A.C (2010): Transferência de resistência à meticilina de staphylococcus epidermidis para staphylo aureus suscetível à meticilina em pacientes durante a terapia antibiótica. Plos one , 5(7) : e 11841.

Bradley PR (1992) British herbal compendium: a handbook of scientific information on widely used plant drugs/publicado pela British Herbal Medicine Association e produzido pelo seu Comité Científico. Bournemouth Dorset, Inglaterra, pp. 105-108.

Bremer, p. j. , Fletcher , G .c ., Osborne , c. (2004): Staphylococcus .aureus . N ew Zealand institute for crop and food Research limited.

Brown , J.D,(1999): Staphylococcus aureus resistente à meticilina adquirido na comunidade em adultos e crianças hospitalizados

Carrasco FR, Schmidt G, Romero AL, Sartoretto JL, Caparroz-Assef SM, Bersani-Amado CA "et.al." Atividade imunomoduladora dos óleos essenciais de Zingiber officinale Roscoe, Salvia officinalis L. e Syzygium aromaticum L.: evidência de respostas mediadas pelo humor e pelas células. Journal of Pharmacy and Pharmacology. 2009; 1(7):961-967.

Chaiyakunapruk N, Kitikannakorn N, Nathisuwan S, Leeprakobboon K, Leelasettagool C (2006) The efficacy of ginger for the prevention of postperative nausea and vomiting: a meta-analysis. Am J Obstet Gynecol 194(1): 95-99.

Chakraborty D, Mukherjee A, Sikdar S, Paul A, Ghosh S, Khuda-Bukhsh AR, "et.al." [2012]- O gingerol isolado do gengibre atenua o stress oxidativo induzido pelo arsenito de sódio e desempenha um papel corretor na melhoria da sinalização da insulina em ratos. Toxicology Letters; 210:34-43.

Chen BH, Wu PY, Chen KM, Fu TF, Wang HM, et al. (2009) Potencial antialérgico em células RBL-2H3 de alguns constituintes fenólicos de Zingiber officinale (Gengibre). J Nat Prod 72(5): 950-953.

Chen IN, Chang CC, Ng CC, Wang CY, Shyu YT, Chang TL. Antioxidant and Antimicrobial Activity of Zingiber aceous Plants in Taiwan. Plants Foods Hum Nutr. 2008; 63:15-20.

Chinedu Imo* e Jivini Salvation Za'aku (2019):Propriedades medicinais do gengibre e do alho: Uma revisão

Choi YY, Kim MH, Hong J, Kim S, Yang WM. O Gengibre Seco (Zingiber officinalis) Inibe a Inflamação num Modelo de Rato Induzido por Lipopolissacárido. Complemento Alternativo à Medicina Baseado em Evidências. 2013; ID 914563:1-9.

Choi YY, Kim MH, Hong J, Kim SH, Yang WM (2013) Gengibre Seco (Zingiber officinalis) Inibe a Inflamação num Modelo de Rato Induzido por Lipopolissacarídeos. Complemento Alternativo à Medicina Baseado em Evidências p. 914563.

Connell D, Sutherland M (1969) A re-examination of gingerol, shogaol and zingerone, the pungent principles of Ginger (Zingiber officinale Roscoe). Aust J Chem 22(5): 1033-1043.

Dhanik J, Arya N, Nand V. Uma revisão sobre Zingiber officinale. Jornal de Farmacognosia e Fitoquímica 2017; 6(3):174-184.

Duarte MC (2016) Atividade antileishmanial e mecanismo de ação de uma fração purificada de Zingiber officinalis Roscoe contra Leishmania amazonensis. Exp Parasitol 166: 21-28.

Dugasani S, Pichika MR, Nadarajah VD, Balijepalli MK, Tandra S, et al. (2010) Efeitos antioxidantes e anti-inflamatórios comparativos do [6]-gingerol, [8]-gingerol, [10]-gingerol e [6]-shogaol. J Ethnopharmacol 127(2): 515-520.

DukeJA ,AyensuEs, (1985) : Medicinal plants of the world , Algonac ,MI : Reference publications, USA, pp.362.

El-Sharaky AS, Newairy AA, Kamel MA, Eweda SM. Efeito protetor do extrato de gengibre contra a hepatotoxicidade induzida pelo bromobenzeno em ratos machos. Food and Chemical Toxicology. 2009; 47:1584-1590.

Fatai Oladunni Balogun, Esther Tayo AdeyeOluwa e Anofi Omotayo (2019): potencial farmacológico do gengibre. web of science. 10. 5772 intechopen. 88848.

Free- cook, L., free man - cook k .D. , (2006): Infecções por Staphylococcus aureus,InfoBase publishing .

Funk JL, Frye JB, Oyarzo JN, Timmermann BN. Efeitos comparativos de dois extractos de Zingiber officinale contendo Gingerol na artrite reumatoide experimental. Journal of Natural Products. 2009; 72(3):403-407.

Ghayur, MN, Gilani, AH O gengibre reduz a tensão arterial através do bloqueio dos canais de cálcio dependentes da tensão . Journal of Cardiovascular Pharmacology. 2005; 45(1):74-80.

Gull I, Saeed M, Shaukat H, Aslam SM, Samra ZQ, et al. (2012) Efeito inibitório dos extractos de Allium sativum e Zingiber officinale em bactérias patogénicas resistentes a medicamentos clinicamente importantes. Ann Clin Microbiol Antimicrob 11: 8.

Ha SK, Moon E, Ju MS, Kim DH, Ryu JH, et al. (2012) 6-Shogaol, um produto do gengibre, modula a neuroinflamação: uma nova abordagem à neuroprotecção. Neurofarmacologia 63(2): 211-223.

Habib SH, Makpol S, Abdul Hamid NA, Das S, Ngah WZ, Yusof YA. Extrato de gengibre (Zingiber officinale) tem efeitos anticancerígenos e antiinflamatórios em ratos com hepatoma induzido por etionina. Clínicas (São Paulo). 2008; 63(6):807-813.

Haghighi A, Tavalaei N, Owlia MB. Efeitos do gengibre na osteoartrite primária do joelho. Jornal Indiano de Reumatologia. 2006; 1(1):3-7.

Haghighi M, Rohani MS. Os efeitos do gengibre em pó (Zingiber officinale) nos parâmetros hematológicos e imunológicos da truta arco-íris Oncorhynchus mykiss. Jornal de pesquisa de plantas medicinais e fitoterapia. 2013; 1:8-12.

Hahn G (1996) Garlic: the science and therapeutic application of Allium sativum L and related species. (2ª ed.), Baltimore Williams and Wilkins, EUA, pp. 1 a 24.

Hiserodt RD, Franzblau SG, Rosen RT. Isolamento de 6-, 8-, e 10-Gingerol do rizoma de gengibre por HPLC e avaliação preliminar da inibição de Mycobacterium avium e Mycobacterium tuberculosis. Agric Food Chem 1998; 46:2504-2508.

Holden, M.T.G , feil ,E.J. , lind say , J.A., pea cock , s.j. , Day , N .p .J. , Enright, M .c , Atkin, R .(2004): Genomas completos de duas estirpes clínicas de staphylococcus aureus: provas da rápida evolução da virulência e da resistência aos medicamentos . proceedings of the national academy of sciences of the united states of America, lol (26);9786- 9791.

Indrawati I, Miranti M, Mayfi IR. Atividade antibacteriana de extractos etanólicos de rizoma de três variedades de gengibre contra bactérias isoladas de acne. Nusantara bioscience. 2017; 9(1):92-96.

Jagetia G, Baliga, M, Venkattesh P. Ginger (Zingiber officinale Rosc.), um suplemento alimentar, protege os ratos contra a letalidade induzida pela radiação: mecanismo de ação. Cancer Biother. Radiopharm. 2004; 19:422-435.

Kadnur SV, Goyal RK. (2005) Efeitos benéficos do Zingiber officinale Roscoe na hiperlipidemia e hiperinsulinemia induzidas pela frutose em ratos. Indian Journal of Experimental Biology. 2005; 43:1161-1164.

Katiyar SK, Agarwal R, Mukhtar H. Inibição da promoção do tumor na pele do rato SENCAR pelo extrato de etanol do rizoma de Zingiber officinale. Cancer Research. 1996; 56:1023-1030.

Kato A, Higuchi Y, Goto H, Kizu H, Okamoto T, Asano N, "et.al." Efeitos inibitórios dos componentes derivados de Zingiber officinale roscoe na atividade da aldose redutase in vitro e in vivo. Journal of Agricultural and Food Chemistry. 2006; 54(18):6640-6644.

Khaki AA, Khaki A. Antioxidant effect of ginger to prevents lead-induced liver tissue apoptosis in rat. Jornal de Pesquisa de Plantas Medicinais. 2010; 4(14):1492- 1495.

Kim J-K, Kim Y, Na K-M, Surh Y-J, Kim T-Y. O Gingerol previne a produção de ROS induzida por UVB e a expressão de COX-2 in vitro e in vivo. Free Radical Research. 2007; 41:603614.

Kim SO, Kundu JK, Shin YK, Park JH, Cho MH, Kim TY, "et.al." Gingerol inibe a expressão de COX2 bloqueando a ativação de p38 MAP kinase e NF- KB na pele de rato estimulada com éster de forbol. Oncogene.2005b; 24:2558-2567.

Kubra IR, Murthy PS, Rao LJ (2013) Atividade antifúngica in vitro da dehidrozingerona e suas propriedades fungitóxicas. J Food Sci 78(1): 64-69.

Kumar A, Goyal R, Kumar S, Jain S, Jain N, et al. (2015) Estudos estrogénicos e anti-Alzheimer de Zingiber officinalis, bem como de Amomum subulatum Roxb.: a história de sucesso das técnicas secas. Med Chem Res 24(3): 1089-1097.

KumarA, Goyal , R. kumarsjains N, (2015): Estudos estrogénicos e anti-Alzheimer de zingiber officinales, bem Amomum subulatum Roxb: a história de sucesso de técnicas secas Med chem Res 24(3):1089-1097.

Lantz RC, Chen GJ, Sarihan M, Sólyom AM, Jolad SD, et al. (2007) The effect of extracts from ginger rhizome on inflammatory mediator production. Phytomedicine 14(2-3): 123-128.

Lee E, Surh YJ. Indução de apoptose em células HL-60 por vanilóides pungentes.
gingerol e paradol. Cancer Letters. 1998; 134:163-168.

Li F, Nitteranon V, Tang X, Liang J, Zhang G, et al. (2012) Actividades antioxidantes e anti-inflamatórias in vitro de 1-dehydro-[6]-gingerdione, 6-shogaol, 6- dehydroshogaol e hexahydrocurcumin. Food Chem 135(2): 332-337.

Lind say , J.A (2014): Staphylococcus aureus genómica e os impactos da transferência horizontal de genes . revista internacional de microbiologia médica , 304: 103 -109.

Mallikarjuna K, Sahitya Chetan P, Sathyavelu Reddy K, Rajendra W. Toxicidade do etanol: reabilitação do sistema de defesa antioxidante hepático com gengibre dietético. Fitoterapia. 2008; 79:174-178.

Mehdizadeh M, Dabaghian F, Nejhadi A, Fallah-Huseini H, Choopani S, et al. (2012) Zingiber Officinale Alters 3,4-methylenedioxymethamphetamine-Induced Neurotoxicity in Rat Brain. Cell J 14(3): 177-184.

Mohamad Hesham(2019): Usos farmacológicos e benefícios para a saúde do gengibre (zingiber officinale) na medicina tradicional asiática e chinesa antiga e na prática moderna. Noculae sciencia Biologicia , 11(3) : 309-319 , 2067- 3205.

Mustafa T, Srivastava KC. Ginger (Zingiber officinale) in migraine headache. Journal of Ethnopharmacology. 1990; 29:267-273.

Nasri H, Nematbakhsh M, Ghobadi S, Ansari R, Shahinfard N, et al. (2013) Efeitos preventivos e curativos do extrato de gengibre contra as alterações histopatológicas da toxicidade tubular induzida pela gentamicina em ratos. Int J Prev Med 4(3): 316-321.

Nostro A, Cellini L, Di Bartolomeo S, Cannatelli MA, Di Campli E, Procopio F, "et.al." Efeitos da combinação de extractos (de própolis ou Zingiber officinale) com claritromicina no Helicobacter pylori. Phytotherapy Research. 2006; 20:187-190.

Ozgoli G, Goli M (2009) Effects of ginger capsules on pregnancy, nausea, and vomiting (Efeitos das cápsulas de gengibre na gravidez, náuseas e vómitos). J Altern Complement Med 15(3): 243-246.

Pantosi, M (2007): Mechanism s of antibiotic resistance in staphylococcus aureus .Future

Pecoraro A, Patel J, Guthrie T, Ndubisi B (1998) Efficacy of ginger as an adjunctive anti-emetic in acute chemotherapy-induced nausea and vomiting. ASHP Midyear Clinical Meeting 33: 429.

Phillips S, Hutchinson S, Ruggier R. Zingiber officinale does not affect gastric esptying rate. Um ensaio aleatório, controlado por placebo e cruzado. Anaesthesia. 1993a; 48:393-395.

Phillips S, Ruggier R, Hutchinson SE. Zingiber officinale (gengibre) - um antiemético para cirurgia de ambulatório. Anaesthesia. 1993b; 48:715-717.

Qureshi S, Shah AH, Tariq M, Ageel AM (1989) Estudos sobre as ervas afrodisíacas utilizadas no sistema de medicina árabe. Am J Chin Med 17(1-2): 57-63.

Radha Singh*, Kusum Singh (2019). Zingiber officinal aspice withmultipleroles. Revista de investigação de ciências da vida, Bioinformática, ciência farmacêutica e química . 2454- 6348 .

Ronald Hare, M. Ridely , M.B., B.Chir (1958); Further studies on the transmission of the staph. Aureus . British medical journal 69.

Ryu HS, Kim HS. Efeito dos extractos de Zingiber officinale Roscoe na ativação das células imunitárias dos ratos. Jornal Coreano de Nutrição. 2004; 37(1):23-30.

Sakr SA. Efeito benéfico do gengibre (Zingiber officinale) na lesão hepática induzida pelo fungicida mancozeb em ratos albinos. Jornal Australiano de Ciências Básicas Aplicadas. 2007; 1:650-656.

Sanjay Kumar, Reshma Kumri , SHailja Mishra, (2019): Propriedades farmacológicas e seus usos medicinais de cinnamoum: uma revisão. revista de farmácia e farmacologia .

Saraswat M, Reddy PY, Muthenna P, Reddy GB. Prevention of non-enzymic glycation of proteins by dietary agents: prospects for alleviating diabetic complications. British Journal of Nutrition. 2009; 101:1714-1721.

Saraswat M, Suryanarayana P, Reddy PY, Patil MA, Balakrishna N, Reddy GB. Potencial antiglicante do Zingiber officinalis e atraso da catarata diabética em ratos. Molecular Vision. 2010; 16:1525-1537.

Schauenberg, P, parisf (1977): Guide to medicinal plants . Keats publishing , New conaacT, pp. 30-300.

Seyed fazel Nabavi, Eduardo sobarzo, M. IZadi, M. Daglia.(2015): Efeitos antimicrobianos da canela: da fazenda às indústrias alimentícia, cosmética e farmacêutica. Nutrientes , 2072-6643.

Sharma A, Haksar A, Chawla R, Kumar R, Arora R, Singh S, "et.al." Zingiber officinale Rosc. modula a aversão gustativa condicionada induzida pela radiação gama. Pharmacology Biochemistry and Behavior. 2005; 81:864-870.

SHimaa zidoun e Wael Yasin sabag (2017): Atividade antimicrobiana para extração de gengibre contra staphylococcus , Revista árabe de ciência e pesquisa publicando . 2518-5780.

Siddaraju MN, Dharmesh SM. Inibição do crescimento gástrico de H+, K+-ATPase e Helicobacter pylori por antioxidantes fenólicos de Zingiber officinale. Molecular Nutrition Food Research. 2007; 51:324-332.

Singh SK, Patel JR, Bachle D. Uma revisão sobre o Zingiber officinale: Uma dádiva natural. Revista Internacional de Ciências Farmacêuticas e Biológicas. 2014; 5:508-525.

Susan santos Braga (2019). Gengibre : pancea ou consumidor Hybe Ciência aplicada

.1570.

Thomson M, Al-Qattan KK, Al-Sawan SM, Alnaqeeb MA, Khan I, Ali M (2002). A utilização do gengibre (Zingiber officinale Rosc.) como potencial agente anti-inflamatório e antitrombótico; 67(6):475-478.

Uday Abdul -Reda Hussein (2017). Avaliação da atividade antibacteriana do extrato de canela e gengibre contra staphylococcus aureus resistente à vancomicina isolado do nariz de manipuladores de alimentos em restaurantes e cafeterias. 2,2.

Uz E, Karatas OF, Mete E, Bayrak R, Bayrak O, et al. (2009) O efeito do gengibre dietético (Zingiber officinals Rosc.) na lesão de isquemia/reperfusão renal em rins de ratos. Renal fail 31(4): 251-260.

Verma SK, Singh J, Khamesra R, Bordia A (1993) Effect of ginger on platelet aggregation in man. Indian J Med Res 98: 240-242.

Waggas AM (2009) Avaliação neuroprotectora do extrato de raiz de gengibre (Zingiber officinale) na toxicidade induzida pelo glutamato monossódico em diferentes áreas cerebrais de ratos albinos machos. Pak J Biol Sci 12(3): 201-212.

Waggas AM. Avaliação neuroprotectora do extrato de raiz de gengibre (Zingiber officinale) na toxicidade induzida pelo glutamato monossódico em diferentes áreas cerebrais de ratos albinos machos. Pakistan Journal of Biological Sciences. 2009; 12(3):201- 212.

Wang CC, Chen LG, Lee LT, Yang LL. Efeitos do 6-gingerol, um antioxidante do gengibre, na indução de apoptose em células leucémicas humanas HL-60. In Vivo. 2003; 17(6):641-645.

Warren Levinson (2014): Revisão de microbiologia médica e imunologia , mc graw hill press .sem fator de risco conhecido - doença infeção clínica , 29(4): 797- 800.

Wei Q-Y, Ma J-P, Cai Y-J, Yang L, Liu Z-L. Actividades citotóxicas e apoptóticas de diarilheptanóides e compostos relacionados com o gingerol do rizoma do gengibre chinês. Journal of Ethnopharmacology. 2005; 102:177-184.

Wilasrusmee C, Siddiqui J, Bruch D, Wilasrusmee S, Kittur S, Kittur DS. Efeitos imunomoduladores in vitro de produtos à base de plantas. American Surgeon. 2002; 68:860-864.

Yadav S, Sharma PK, Alam MA (2016) . Usos e benefícios medicinais do gengibre. Europian Journal of Pharmaceutical and Medicinal Research; 3(7):127-135.

Yassin,N . F. H. (2017). Atividade antimicrobiana de Azadirachta indica (Neem) contra bactérias isoladas de pacientes infectados pelo trato urinário no estado de Cartum. universidade sudanesa de ciência e tecnologia.

Zahra Rashki Ghalehnoo (2019): Diagnóstico, tratamento e prevenção do staphylococcus aureus . Revista internacional de investigação médica e sanitária . 68- 70: 2454- 9142.

APÊNDICES

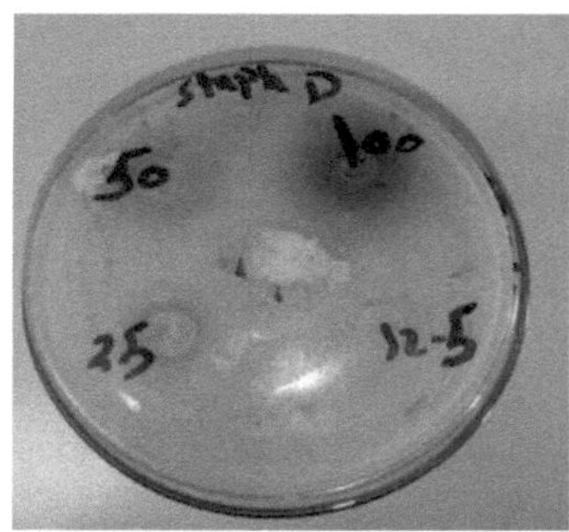

Atividade antimicrobiana de C.zeylanicum contra S.aureus

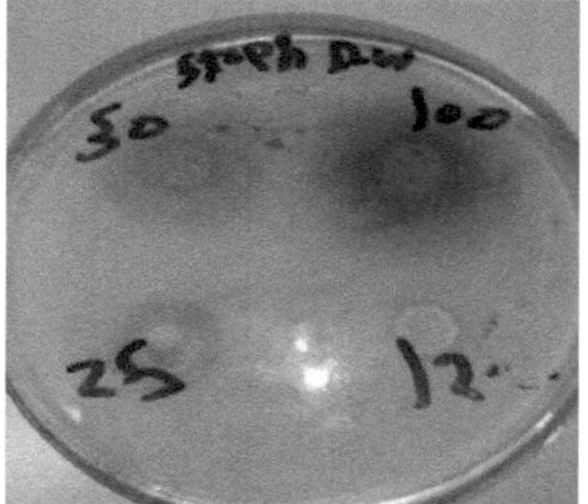

Atividade antimicrobiana de C.zeylanicum contra S.aureus

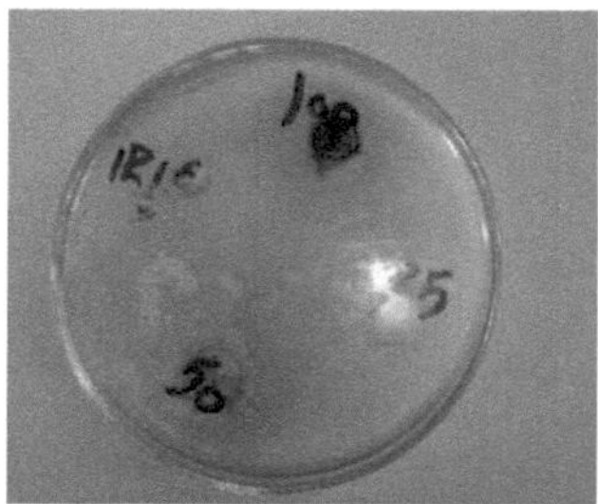

Atividade antimicrobiana de z.officinale contra S.aureus

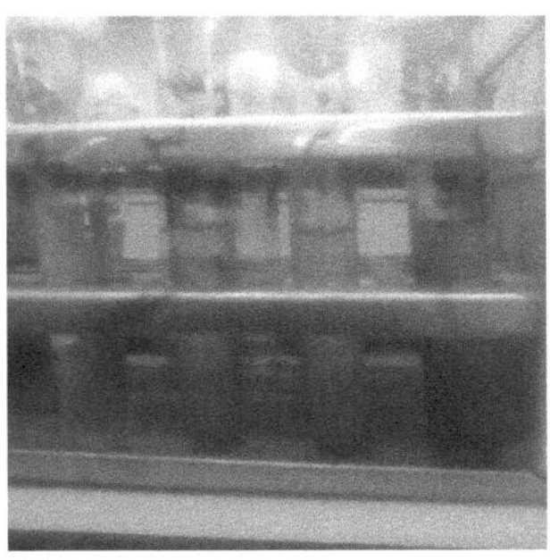

Teste positivo de CIM contra S.aureus

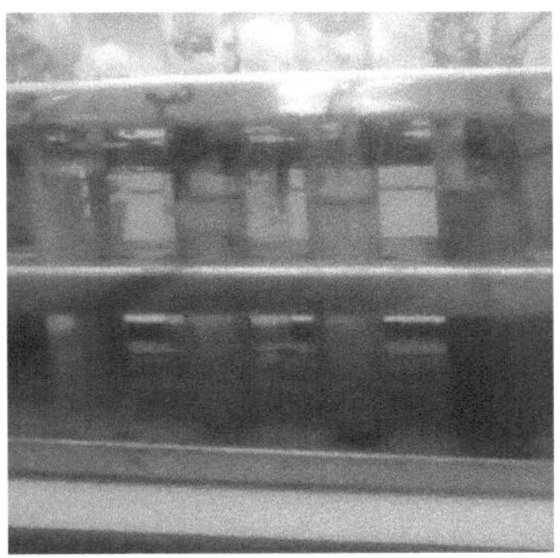

Teste positivo de CIM contra S.aureus

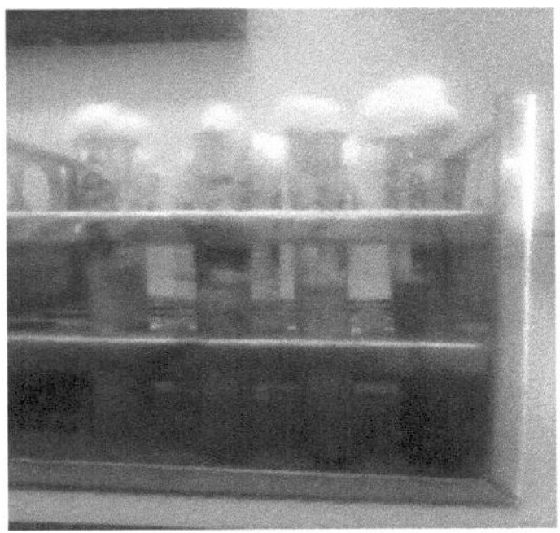

Teste positivo de CIM contra S.aureus

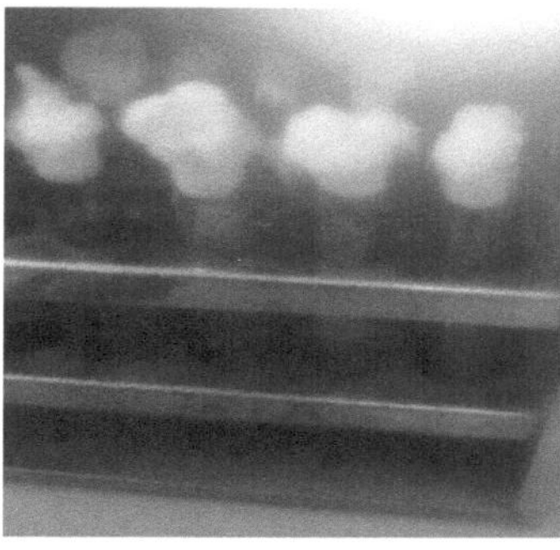

Teste positivo de CIM contra S.aureus

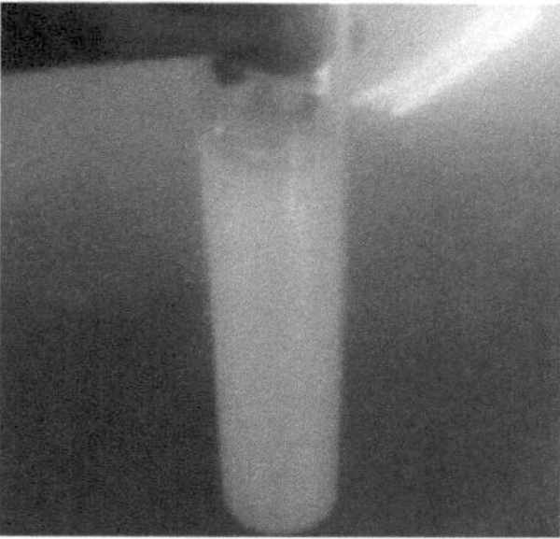

Teste positivo de CIM contra S.aureus

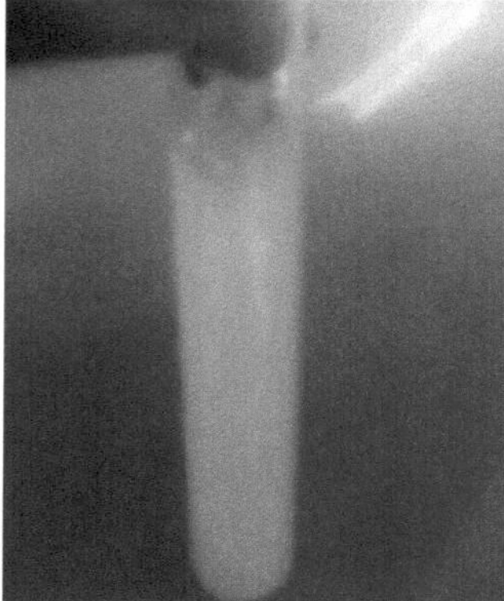

Teste positivo de CIM contra S.aureus

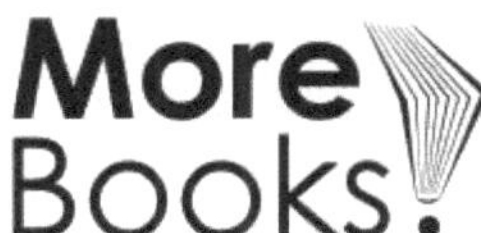

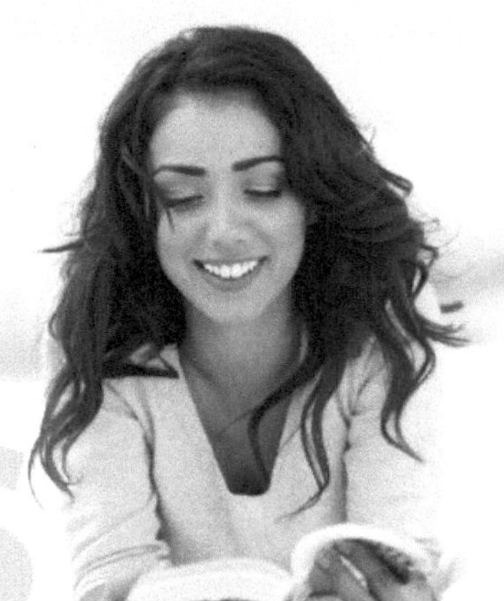

I want morebooks!

Buy your books fast and straightforward online - at one of world's fastest growing online book stores! Environmentally sound due to Print-on-Demand technologies.

Buy your books online at
www.morebooks.shop

Compre os seus livros mais rápido e diretamente na internet, em uma das livrarias on-line com o maior crescimento no mundo! Produção que protege o meio ambiente através das tecnologias de impressão sob demanda.

Compre os seus livros on-line em
www.morebooks.shop

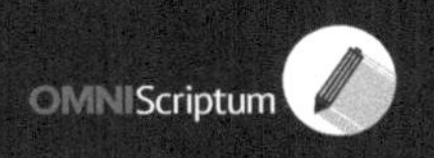

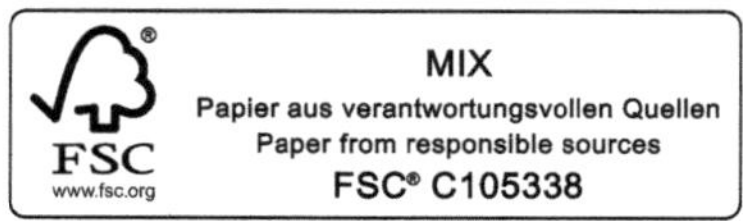

Printed by Books on Demand GmbH, Norderstedt / Germany